Besser sehen
2. Auflage

Aufbau des Auges

Fehlsichtigkeit

Brillen und Kontaktlinsen

Operationen

Verein für Konsumenteninformation (Hrsg.)

Besser sehen

2. Auflage

Impressum

Herausgeber
Verein für Konsumenteninformation (VKI)
Linke Wienzeile 18, 1060 Wien
ZVR-Zahl 389759993
Tel. 01 588 77-0, Fax 01 588 77-73, E-Mail: konsument@vki.at
www.vki.at | www.konsument.at

Geschäftsführung
Mag.(FH) Wolfgang Hermann

Autoren 2., aktualisierte Auflage
Mag. Christopher Erben, MSc
Udo Seelhofer

Autorin 1. Auflage
Vera Herbst

Grafik/Produktion
Günter Hoy

Fotos Textteil
Orthoptik Austria
(wenn nicht anders angegeben)

Druck
Holzhausen Druck GmbH,
2120 Wolkersdorf

Bestellungen
KONSUMENT Kundenservice
Mariahilfer Straße 81, A-1060 Wien
Tel. 01 588 774, Fax 01 588 77-72
E-Mail: kundenservice@konsument.at

Wir sind bemüht, so weit wie möglich geschlechtsneutrale Formulierungen zu verwenden. Wo uns dies nicht gelingt, gelten die entsprechenden Begriffe im Sinne der Gleichbehandlung grundsätzlich für beide Geschlechter.

Bibliografische Information der Deutschen Nationalbibliothek
Die Deutsche Nationalbibliothek verzeichnet diese Publikation in der Deutschen Nationalbibliografie; detaillierte bibliografische Daten sind im Internet über http://dnb.d-nb.de abrufbar.

Verein für
Konsumenteninformation
ISBN 978-3-99013-112-1

€ 25,–

Kontaktlinse, Brille oder Laserbehandlung? Vor dieser oder ähnlichen Fragen stehen immer mehr Österreicherinnen und Österreicher. Das schlägt sich auch in verschiedenen Statistiken nieder. So haben sich – laut einer Umfrage des Marktforschungsinstitutes Spectra – im Jahr 2021 etwa 1,5 Millionen Menschen ab 16 Jahren in Österreich einen neuen Sehbehelf gekauft. Zusätzlich kauften sich rund 36 Prozent der erwachsenen BrillenträgerInnen eine neue Sehhilfe (Quelle: https://www.wko.at/branchen/gewerbe-handwerk/gesundheitsberufe/augenoptiker/spectra-brillen-oesterreich.pdf).

Die Gründe, warum Menschen eine Sehhilfe, eine Operation, oder eine andere Behandlung benötigen, sind vielfältig. In diesem Buch finden Interessierte einen Überblick über die häufigsten Augenerkrankungen, Verletzungen, Behandlungsmethoden, sowie Adressen, an die sie sich wenden können. So sollen Fehlsichtigen die in ihrer jeweiligen Situation notwendigen Informationen vermittelt werden. Außerdem werden die heute gebräuchlichen Behandlungen und Verfahren ausführlich beschrieben – Chancen, Risiken, und worauf währenddessen und danach geachtet werden muss, inklusive.

Ihr KONSUMENT-Team

Liebe Leser!

Inhalt

Auge um Auge

Fortschritte in der Augenmedizin lassen viele hoffen.
Wie setzt sich unser Auge zusammen.

Alles im Blick

Die Augen sind eines unserer wichtigsten Sinnesorgane. Wir brauchen sie ein Leben lang. Daher ist es wichtig, ihre Sehkraft bis ins hohe Alter zu erhalten. Augenvorsorge sollte daher schon in den ersten Lebensjahren beginnen, um spätere Einschränkungen und gesundheitliche Probleme zu verhindern, heißt es immer wieder von Expertinnen und Experten. Von der Weltgesundheitsorganisation wird ab dem 40. Lebensjahr eine Untersuchung einmal pro Jahr empfohlen. Ein Sehtest alleine reicht aber nicht aus. Nur durch gesamtheitliche, augenfachärztliche Untersuchungen werden Erkrankungen früh entdeckt, die vielleicht zu einer Sehverschlechterung oder zu einer Erblindung führen können.

Ein Sehtest reicht nicht aus

Rund 8 Prozent der 15- bis 29-Jährigen und rund 9 Prozent der 30- bis 44-Jährigen hatten trotz Sehhilfe zumindest einige Schwierigkeiten beim Sehen. Zu diesem Ergebnis kam die Gesundheitsbefragung 2019 der Statistik Austria. Bei den 45- bis 59-Jährigen stieg die Häufigkeit der Personen mit Sehproblemen deutlich an (16,7 Prozent), wobei die Zunahme von Sehbeeinträchtigten im Zusammenhang mit dem Einsetzen der Altersweitsichtigkeit zu betrachten ist. Am häufigsten waren Personen ab 75 Jahren betroffen.

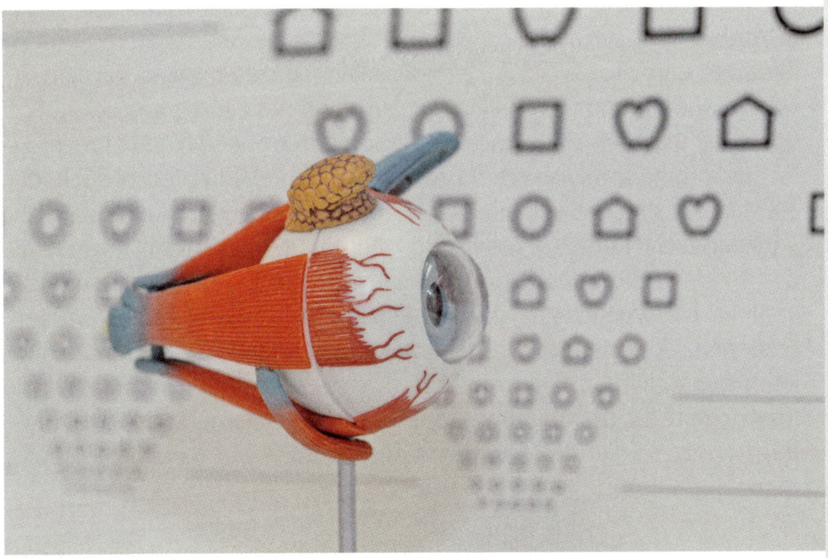

Mehr Frauen als Männer

Drei Viertel der Bevölkerung ab 15 Jahren waren in den letzten zwölf Monaten bei zumindest einem Facharzt oder einer Fachärztin (74,6 Prozent), so die Gesundheitsbefragung. Frauen nahmen wesentlich häufiger als Männer fachärztliche Behandlungen in Anspruch (84,5 bzw. 64,2 Prozent), was sich zu einem großen Teil aus dem Bedarf an gynäkologischer Versorgung in der reproduktiven Phase erklären lässt. Jede zweite Frau suchte im Jahr vor der Befragung einen Gynäkologen oder eine Gynäkologin auf, bei den Frauen im Alter von 15 bis 44 Jahren waren es sogar 68 Prozent. Rund ein Drittel der Befragten konsultierte im Jahr vor der Befragung einen Augenarzt oder eine Augenärztin; jeweils kleinere Teile der Befragten besuchten in dem Zeitraum eine Ordination für Hauterkrankungen, innere Medizin, Orthopädie, Hals-Nasen-Ohren-Erkrankungen, Urologie und Neurologie.

Regelmäßig zur Kontrolle

Rechtzeitiges Erkennen schützt vor Sehverlust

Die häufigsten Ursachen für Sehbeeinträchtigung und Erblindung sind die altersbedingte Makuladegeneration (AMD), das Glaukom – auch als grüner Star bekannt – sowie die diabetische Retinopathie. „Altersbedingte und chronische Augenerkrankungen treten meist ab dem 50. Lebensjahr auf und werden künftig aufgrund der demographischen Entwicklung und der steigenden Lebenserwartung weiter zunehmen. Da die Symptome oftmals erst eintreten, wenn bereits irreversible Schäden entstanden sind, ist vor allem die Früherkennung durch eine jährliche augenärztliche Kontrolle so wichtig", betont Dr. Helga Azem, Vorsitzende der Bundesfachgruppe für Augenheilkunde der Österreichischen Ärztekammer und Vorsitzende der Vereinigung der Österreichischen AugenärztInnen. „Konnten wir diese Erkrankungen bis vor einigen Jahren noch kaum behandeln, so sind sie aufgrund der wissenschaftlichen Fortschritte inzwischen gut therapierbar." Bei all diesen Augenerkrankungen gilt: Rechtzeitiges Erkennen kann Augenlicht retten und damit die Lebensqualität erhalten.

Das Glaukom – der grüne Star

Das Glaukom ist eine Erkrankung des Sehnervs und der Netzhautnervenfaserschicht. Dabei wird der Sehnerv dünner. Das Glaukom verläuft schleichend und symptomlos, es verursacht keine Schmerzen und wird von den Betroffenen selbst selten frühzeitig wahrgenommen und oft erst erkannt, wenn der Sehnerv bereits irreparabel geschädigt ist. Ein Großteil der Betroffenen leidet unter Gesichtsfeld- und Sehausfällen, die bis zur völligen Erblindung führen können. In Österreich sind über 80.000 Menschen von Glaukom betroffen. Ab dem Alter von 40 Jahren sollte das Auge daher regelmäßig untersucht werden. Die frühzeitige Erkennung und Behandlung beim Augenarzt kann bleibenden Schäden vorbeugen und eine Erblindung verhindern (► Seite 127).

Das Fortschreiten des Glaukoms ist schleichend

Diabetische Netzhautveränderungen

Neun von zehn Personen mit Typ-1-Diabetes und mehr als die Hälfte der Personen mit Typ-2-Diabetes leiden nach längerer Erkrankung unter diabetischen Netzhautveränderungen, der sogenannten diabetischen Retinopathie. Betroffene bemerken im Anfangsstadium davon meist nichts. Erst mit dem Fortschreiten der Erkrankung kommt es zum Verlust der Sehkraft. Eine Heilung ist nicht möglich.

Fortschritte in der Medizin

In der Augenheilkunde gab es in den vergangenen 20 bis 30 Jahren große Fortschritte – vor allem in den Bereichen Diagnostik und Therapie. Schäden in der Netzhaut können bei Untersuchungen heutzutage frühzeitig erkannt werden und das Risiko einer Ablösung oder eines Defekts kann reduziert werden. Behandlungen von genetischen Augenerkrankungen wie etwa der Retinitis pigmentosa sind möglich. Diese kann bereits ab dem 15. Lebensjahr auftreten und zu einer krankhaften Veränderung der Netzhaut (Retina) und einer Erblindung führen. Dabei werden mit einer feinen Nadel therapeutische Viren entweder in den Glaskörper oder unter die Netzhaut injiziert. Das sind genetisch veränderte Viren,

Die Augenmedizin macht Fortschritte

die ein im Auge fehlendes Protein entwickeln und in weiterer Folge die Netzhaut nachbilden. Der Verlauf der Erkrankung wird verzögert und Sehleistung verbessert.

Einzelne Lichtblicke

Retina-Implantate: Ein Versprechen für die Zukunft?

In den vergangenen Jahren sorgen immer wieder Meldungen über Retina-Implantate für Aufsehen, die blinde Menschen sollen sehen lassen. Dabei werden Elektrodenchips unter der Netzhaut implementiert, die die verbliebenen Nervenzellen in der Retina aktivieren sollen. Über eine Brille gelangen die Impulse zu den Chips. Die Auflösung soll weit besser sein als bisher, heißt es von französischen Forschern. Damit können Betroffene zwar nicht scharf sehen, aber zumindest Licht von Schatten unterscheiden, was ihnen bei der Orientierung im Alltag weiterhilft. Auch bei der trockenen Form der altersbedingten Makuladegeneration (AMD) gibt es vielversprechende Ansätze: So soll bereits Ende 2022 ein Medikament zugelassen werden, mit dem Defekte in den Netzhautzellen behandelt werden können.

Hornhaut, Pupille & Co: Der Aufbau des Auges

Das Auge vermittelt mehr Eindrücke als jedes andere Sinnesorgan. Pro Sekunde nehmen die Augen 10 Millionen Informationen auf und geben sie ans Gehirn weiter. Der größte Anteil des Auges liegt – eingebettet in weiches Gewebe – in der knöchernen Augenhöhle (Orbita) verborgen. Zu sehen sind die schwarze Pupille, umgeben von der Regenbogenhaut (Iris), die die Augenfarbe bestimmt, und Teile der weißen Lederhaut, die von der Bindehaut überzogen ist.

Zoom und Objektiv

Die Funktion des Auges wird häufig mit der einer Kamera verglichen. Hornhaut (= starres Objektiv) und Linse (= Zoomobjektiv) brechen die Lichtstrahlen und erzeugen eine Abbildung auf der Netzhaut (= Film oder Chip). Sehen können bedeutet, dass das Licht ungehindert durch das gesamte Auge zur Netzhaut gelangt. Die Augen funktionieren dabei wie eine Filmkamera: Genau wie bei einem Kameraobjektiv fällt Licht durch die einzelnen Bauteile des Auges – Hornhaut, vordere Augenkammer, Pupille, Linse und Glaskörper – bis auf die Netzhaut. Dort wird das Licht gebündelt – es entstehen Bilder. Diese wandern über den Sehnerv zum Gehirn. Aus der Kombination der Bildeindrücke beider Augen entsteht eine räumliche Vorstellung unserer Umgebung.

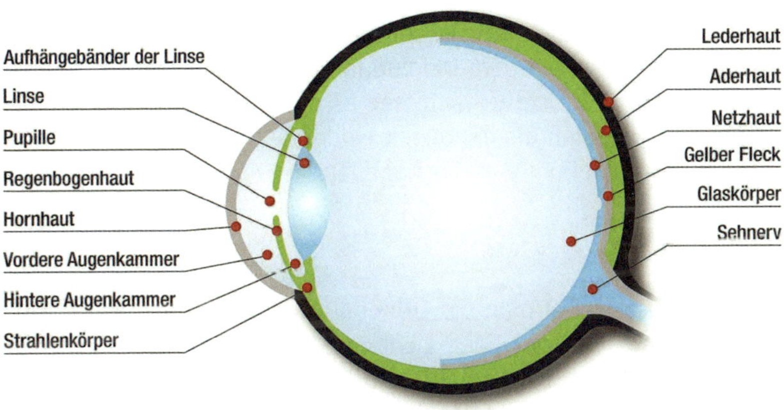

Das menschliche Auge im Querschnitt (Quelle: Kuratorium Gutes Sehen e.V.)

Die Hornhaut

Die Hornhaut braucht immer viel Sauerstoff

Die Hornhaut (lat. Cornea) ist quasi das Fenster des Auges: Durch sie fällt das Licht hinein. Sie besteht aus Kollagenfasern. Das sind Bindegewebsfasern aus Eiweiß, die eine Stütz- und Stabilisierungsfunktion haben. Dadurch, dass sie so fein miteinander verwoben sind, bilden sie eine glasklare Kuppel. Diese ist etwas über einen halben Millimeter dick.

Benetzt wird ihre Außenseite mit Tränenflüssigkeit. Die Hornhaut bündelt eintretende Lichtstrahlen mit einer Brechkraft von 43 Dioptrien und ist deshalb sehr wichtig, um auf der Netzhaut ein Bild zu erzeugen.

Die Lederhaut

Die Lederhaut schützt das Auge

Die Lederhaut (lat. Sclera) – „das Weiße im Auge" – ist sehr kräftig und schützt das Auge vor Verletzungen. Sie umschließt den Augapfel fast vollständig und lässt nur zwei Lücken frei: vorne für die Hornhaut und hinten für die Fasern des Sehnervs. Der von außen sichtbare Teil der Lederhaut ist mit durchsichtiger Bindehaut überzogen. Somit ist das Auge gut geschützt.

Die Regenbogenhaut (Iris)

Die Regenbogenhaut – auch Iris genannt – ist die farbige Blende des menschlichen Auges. In der Iris verlaufen zwei Muskeln, welche die Pupille je nach den Lichtverhältnissen vergrößern oder verkleinern. Die Farbpigmente dichten die Iris gegen eindringendes Licht ab, damit das Licht nur durch die Pupille in das Auge fällt.

Die Pupille

Als Pupille bezeichnet man die Öffnung in der Mitte der Iris. Sie stellt sich immer auf die jeweiligen Lichtverhältnisse ein: Bei Helligkeit ist die Pupille nur eine winzige Öffnung. Bei Dunkelheit dagegen weitet sie sich, um möglichst viel Licht durchzulassen. Außerdem wird sie vom Gemütszustand beeinflusst: Bei Angst, Aufregung oder großer Freude kann sich die Pupille weiten. Kinder haben generell größere Pupillen als ältere Menschen.

Die Linse

Bei der Augenlinse (lat. Lens crystallina) handelt es sich um eine Sammellinse. Sie bündelt das durch die Pupille eintretende Licht, sodass auf der Netzhaut ein scharfes Bild entsteht. Die Linse ist elastisch und kann ihre

Brechkraft ändern, um sowohl weit entfernte als auch nahe Gegenstände zu fokussieren. Das geschieht mithilfe eines kleinen Muskels, des Ziliarmuskels. Diese Schärfenanpassung nennt man Akkommodation. Im Laufe des Lebens wird die Linse immer steifer, sie ist nicht mehr so elastisch. Ihre Brechkraft wird dadurch immer geringer. Im Endstadium äußert sich das als Alterssichtigkeit (lat. Presbyopie).

Der Strahlenkörper (Ziliarkörper)

Der Strahlenkörper (lat. Corpus ciliare) ist ein ringförmiger Wulst, der die Linse umgibt. Er enthält den ebenfalls ringförmigen Ziliarmuskel (lat. Musculus ciliaris), der wichtig ist, um Objekte in verschiedenen Entfernungen zu fokussieren. Über die Zonulafasern ist er mit der Linse verbunden und stellt sie jeweils passend ein (Akkommodation). Der Ziliarkörper produziert außerdem das Kammerwasser, die Flüssigkeit, die den Raum zwischen Linse und Hornhaut ausfüllt.

Zonulafasern

Die Zonulafasern (lat. Zonula ciliaris) – Aufhängebänder der Linse – fixieren die Linse im ringförmigen Ziliarkörper. Wenn der Ziliarmuskel entspannt und daher weit ist, ziehen die Zonulafasern an den Rändern der Linse und bringen sie dadurch in eine flache Form – genau richtig für das Fokussieren von weit entfernten Gegenständen. Spannt sich der Ziliarmuskel an, so wird der Muskelring enger und die Fasern erschlaffen. Jetzt kann die Linse ihrer natürlichen Eigenelastizität folgen und sich kugelig formen. Dann hat sie ihre höchste Brechkraft erreicht, ideal für Gegenstände in der Nähe.

Die Zonulafasern helfen beim Fokussieren auf weit entfernte Gegenstände

Der Glaskörper

Der Glaskörper (lat. Corpus vitreum) füllt das Augeninnere zwischen Linse und Netzhaut aus. Er ist durchsichtig und von gelartiger Substanz, die zu 98 Prozent aus Wasser und zu 2 Prozent aus Hyaluronsäure (Zucker und Eiweiß) und Kollagenfasern besteht. Eine dünne Membran umgrenzt den Glaskörper.

Die Netzhaut

Über 127 Mio. Lichtrezeptoren sitzen auf der Netzhaut

Die extrem lichtempfindliche Innenauskleidung des Auges nennt man Netzhaut (lat. Retina). Sie ist mit etwa 127 Millionen Lichtrezeptoren besetzt: Diese wandeln das Licht in Nervenimpulse um, nachdem es Hornhaut, Linse und Glaskörper durchquert hat. Für das Farbsehen sind Zapfen-Rezeptoren zuständig, für das Hell-Dunkel-Sehen dagegen Stäbchen. Interessanterweise ragen die Zapfen und Stäbchen nicht ins Augeninnere, sondern sie wachsen auf der hinteren Netzhautschicht und zeigen nach außen.

Die beiden Augenkammern

Die Augenkammern (lat. Camerae bulbi) sind in ihrer Ausdehnung weit kleiner als der Glaskörperraum und nicht wie dieser von einer gallertartigen Masse ausgefüllt, sondern vom Kammerwasser. Das Kammerwasser enthält Nährstoffe und Sauerstoff. Es dient einerseits der Ernährung der Linse und der Hornhaut und hilft andererseits, die Form des Auges zu stabilisieren.

Die kleinere, hintere Augenkammer (lat. Camera posterior bulbi) wird nach hinten durch die Linse, nach vorne durch die Iris (Regenbogenhaut) begrenzt. Die vordere Augenkammer (lat. Camera anterior bulbi) erstreckt sich von der Hinterfläche der Hornhaut bis zur Regenbogenhaut. Durch eine Lücke zwischen Linse und Iris gelangt das Kammerwasser in die vordere Augenkammer. Im Kammerwinkel, das ist der Winkel, den die Iris und die Hornhaut bilden, wird das Kammerwasser durch winzige Spalten in einen kleinen Kanal, den Schlemm'schen Kanal, aufgenommen und von da aus ins Blut abgegeben. Ist dieser Abfluss blockiert, erhöht sich der Augeninnendruck. Der Innendruck ist je nach Alter unterschiedlich und liegt zwischen 10 und 21 mm Hg. Der Augeninnendruck sorgt für eine gleichmäßige Wölbung der Hornhautoberfläche und einen gleich bleibenden Abstand zwischen Hornhaut (Cornea), Linse und Netzhaut des Auges sowie eine gleichmäßige Ausrichtung der Fotorezeptoren auf der Netzhaut (Link: https://www.navigator-medizin.de/krankheiten/gruener-star/symptome-und-untersuchungen/normalwert-augeninnen druck.html).

Der gelbe Fleck

Der gelbe Fleck (lat. Macula lutea), auch Makula genannt, liegt im Zentrum der Netzhaut neben der Einmündung des Sehnervs. Er hat seinen Namen von dem gelben Farbstoff Lutein, der dort besonders stark eingelagert ist. In der Mitte des gelben Flecks liegt eine kleine Vertiefung, die sogenannte Fovea centralis. Sie ist der Ort des schärfsten Sehens, denn hier sitzen die Lichtrezeptoren so dicht gepackt wie sonst nirgends. Wenn man ein Objekt anschaut, drehen sich die Augen automatisch so, dass das Objekt auf dieser zentralen Vertiefung des gelben Flecks abgebildet wird.

Im Sehnerv sitzen die meisten Lichtreflektoren

Die Aderhaut

Die Aderhaut (lat. Choroidea) bildet die Mittelschicht zwischen Lederhaut und Netzhaut. Sie ist reich an Blutgefäßen. Die Aderhaut versorgt die äußeren Schichten der Netzhaut mit Sauerstoff.

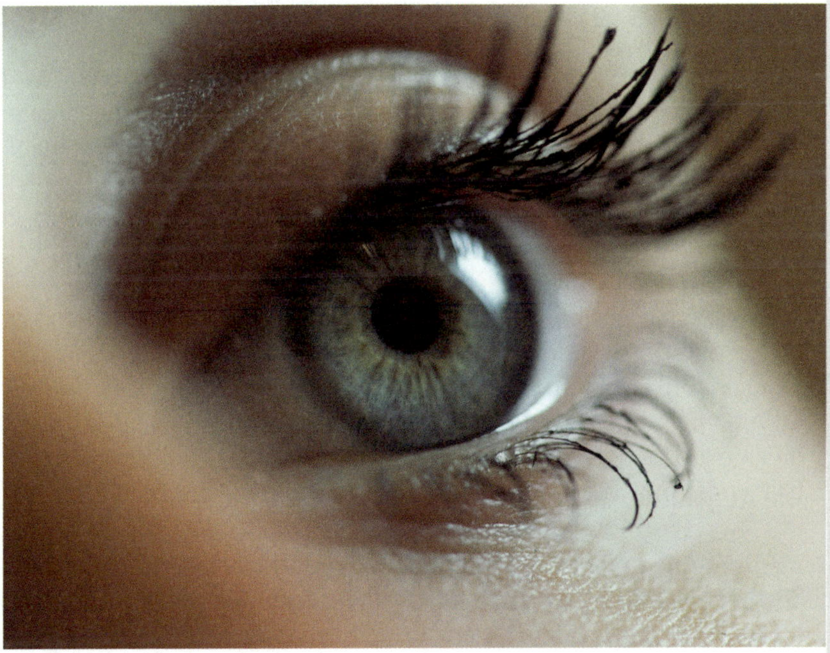

Im Gehirn entstehen die Bilder, die wir wahrnehmen

Der Sehnerv

Die Lichtrezeptoren sind mit den Nervenzellen verbunden, deren Ausläufer sich zu einem gewaltigen Bündel von Nervenfasern zusammenlagern, dem Sehnerv (lat. Nervus opticus). Er ist einen halben Zentimeter dick und leitet die Informationen von der Netzhaut an das Gehirn weiter. Seine Austrittsstelle aus der Netzhaut ist die sogenannte Papille, auch als der blinde Fleck bekannt. An dieser Stelle der Netzhaut sitzen keine Lichtrezeptoren. Deshalb fehlt in dem Bild, das das Gehirn wahrnimmt, immer ein kleines Stück. Davon bemerkt man im Normalfall aber nichts. Wie auch die Netzhaut ist der Sehnerv Teil des Gehirns.

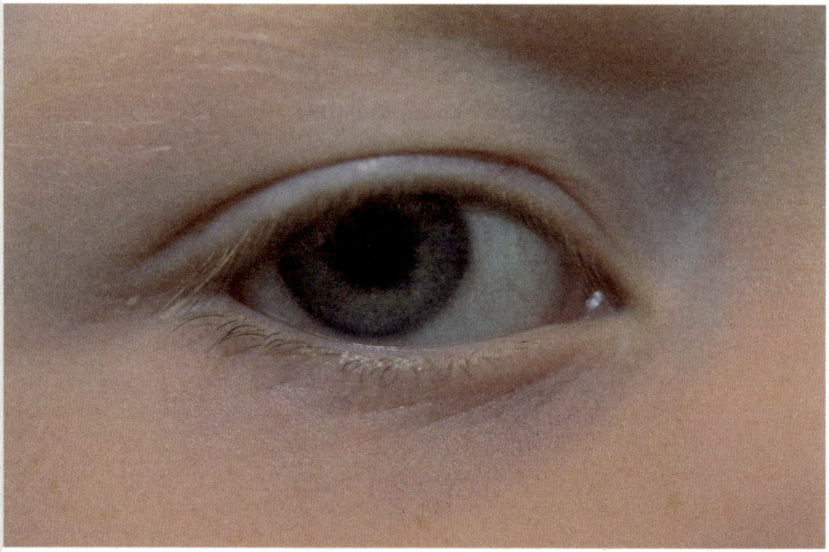

Die Augenlider

Die Ober- und Unterlider können auf- und zugeklappt werden. Im wachen Zustand geschieht das automatisch und unbewusst alle fünf bis zehn Sekunden. Auf den Lidern sitzen auch die Wimpern.

Die Bindehaut

Der innere Teil der Augenlider ist mit einer Schleimschicht überzogen, der Bindehaut (lat. Conjunctiva). Sie zieht sich von den Wimpern über die Innenflächen des Ober- und Unterlids, bedeckt den Augapfel und reicht bis an den Rand der Hornhaut. Die Bindehaut sorgt dafür, dass nichts – auch keine Kontaktlinse – hinter den Augapfel rutschen kann. Augenreizungen machen sich zuerst an der Bindehaut bemerkbar. Sie wird dann tiefrot, schwillt an und kann Sekret absondern (Bindehautentzündung).

Getrübte Sehleistung

Gegenstände, die verschwimmen, oder Augen, die schmerzen – eine Sehschwäche oder eine Sehstörung kann viele Symptome und ebenso viele Ursachen haben. Ein häufiges Symptom für eine nachlassende Sehfähigkeit sind Augenschmerzen, aber auch ein Druckgefühl hinter den Augen oder brennende Augen. Wer schlecht sieht und eigentlich eine Brille braucht, leidet auch sehr häufig unter Kopfschmerzen – oft hervorgerufen durch eine ständige Überanstrengung, immer scharf sehen zu müssen. Das ist bei längerem Lesen oder bei Computerarbeit der Fall.

Die Ursache einer Sehschwäche wird vom Augenarzt geklärt

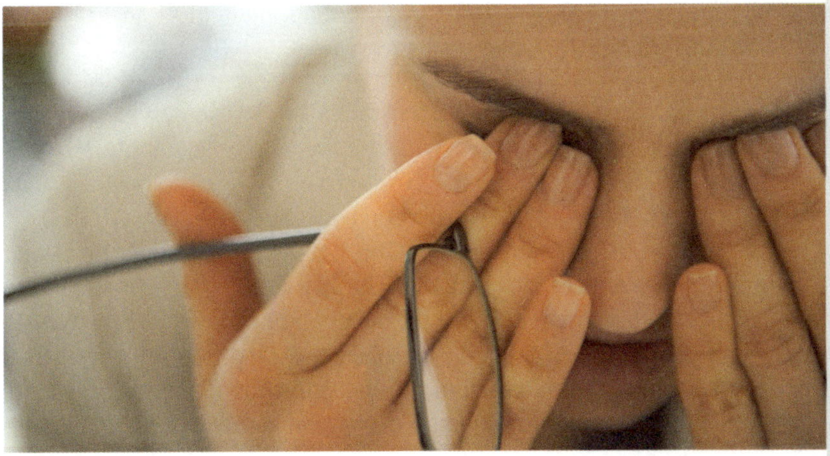

Augenschmerzen sind ein Symptom für Sehschwäche

Folgende Sehfehler lassen sich korrigieren

- Kurzsichtigkeit (Myopie)
- Weitsichtigkeit (Hyperopie)
- Alterssichtigkeit (Presbyopie)
- Hornhautverkrümmung (Astigmatismus)

Einige häufige Augenerkrankungen

- Grauer Star (Linsentrübung, Katarakt)
- Grüner Star (Glaukom)
- Altersbedingte Makuladegeneration (AMD)
- Schielen (Strabismus)
- Glaskörpertrübung (Mouches volantes)
- Gerstenkorn (Hordeolum)
- Nachtblindheit (Hemeralopie)
- Rot-Grün-Sehschwäche (Farbenblindheit)

Sehstörung oder Augenkrankheit?

Um eine Sehstörung von einer Augenkrankheit zu unterscheiden, ist ein Besuch beim Augenarzt unabdingbar

Eine Sehstörung von einer Augenkrankheit zu unterscheiden ist keine leichte Angelegenheit. Flimmern beide Augen, handelt es sich um eine Migräne oder eine Unterzuckerung. Sehen Sie Punkte oder Schlieren vor den Augen, wird dieses Phänomen als Glaskörpertrübung (Mouches volantes) bezeichnet. Scheinen Buchstaben beim Lesen zu kippen oder wirken gerade Linien krumm, kann das auf eine altersbedingte Makuladegeneration (AMD) hindeuten.

Taucht ein Gegenstand vorübergehend zweifach auf, ist das oft Zeichen einer Übermüdungserscheinung. Bei Blitzlichtern oder Rußregen (► Seite 183) kann es sich um eine Glaskörperabhebung handeln, die rasch abgeklärt werden muss, da sie unbehandelt zur Erblindung führen kann.

Haben Sie das Gefühlt, dass Sie Sand im Auge haben, liegen die Ursachen oft an trockenen Augen – manchmal verursacht durch längere

Bildschirmarbeit. Lid- oder Augenzucken zeugen von Stress oder Nährstoffmangel oder deuten auf eine neurologische Erkrankung hin.

Verschwommene Wahrnehmung

Bei einem normalsichtigen Auge (Emmetropie = Normalsichtigkeit) sind die am Sehvorgang beteiligten brechenden Medien (Linse, Hornhaut) des Auges so aufeinander abgestimmt, dass auf der Netzhaut ein scharfes Bild der Umwelt entsteht. Passen diese Komponenten nicht exakt zueinander, nennt man dies Fehlsichtigkeit. Dazu gehören die Kurzsichtigkeit (Myopie), die Weitsichtigkeit (Hypermetropie oder Hyperopie) und die Stabsichtigkeit (Astigmatismus, Hornhautverkrümmung). Einen Spezialfall stellt die Alterssichtigkeit (Presbyopie) dar.

Das Schielen

Schielen (Strabismus) ist eine Fehlstellung der Augen. Beide Augen haben nicht dieselbe Blickrichtung und können daher ein Objekt auch nicht fixieren. Schielen kann genetisch bedingt oder auf bestimmte Ereignisse während der Schwangerschaft oder Geburt oder auch auf Unfälle oder Tumore zurückzuführen sein. Eine unbehandelte Weitsichtigkeit oder eine unterschiedlich starke Fehlsichtigkeit beider Augen können ebenfalls ein Schielen verursachen.

Schielen ist eine häufige Fehlstellung der Augen

Mit einem Auge darauf

Schielen muss früh erkannt und behandelt werden. Durch ein nicht behandeltes Schielen kann sich die Sehkraft des schielenden Auges nicht entwickeln und festigen. Das Auge bleibt sehschwach (amblyop). Schielende Menschen haben in der Regel auch kein dreidimensionales Sehen.

Tritt bei einem Erwachsenen plötzlich ein Schielen (Heterophorie) auf, kommt es meist zu Doppelbildern. Die Ursachen können verschiedene erworbene Erkrankungen sein, wie z.B. Tumorerkrankungen, Stoffwechselerkrankungen, Autoimmunerkrankungen. Auch Schlaganfälle, Unfälle oder Schädelhirntraumen sind Ursachen des Schielens im Erwachsenenalter. Eine genaue Abklärung der Ursache ist immer so bald wie möglich notwendig.

Schielen: Angeboren oder erworben

- Schielen kann angeboren sein oder erst im Laufe des Lebens auftreten.
- Höhere Fehlsichtigkeit, verschiedene Augenerkrankungen, neurologische Erkrankungen oder Erkrankungen im Bereich der Augenhöhle sind weitere Faktoren.
- Auch ein Schlaganfall im Alter kann Schielen verursachen. Betroffene sehen dann oft Doppelbilder, die ein Hinweis darauf sein können.

Unterschiedliche Formen und Ursachen

Schielen muss bei Kindern früh behandelt werden

Schielen ist nicht nur ein Schönheitsfehler, sondern kann eine massive Sehbeeinträchtigung nach sich ziehen. Schielen stellt aber keine einheitliche Erkrankung dar. Da bei Kindern durch Schielen eine Schwachsichtigkeit entstehen kann, sollte es so früh wie möglich bei einer Augenuntersuchung erkannt und abgeklärt werden. Deshalb werden laut Mutter-Kind-Pass auch bei unauffälligen Kindern Augen-Untersuchungen empfohlen.

Schielen: Latent oder manifest

Augenärzte und Orthoptisten unterscheiden medizinisch zwischen latentem und manifestem Schielen.

Latentes Schielen. Das ist eine verborgene Schielneigung, die bei 70 Prozent der Menschen auftritt. Meist verursacht diese Schielform keine Beschwerden, da das latente Schielen unter beidäugigen Sehbedingungen ausgeglichen werden kann. Bei einigen Menschen kann das latente Schielen schlecht kompensiert werden und durch das ständige Ausgleichen, besonders bei Sehanforderung, z.B. in Berufen mit viel Bildschirmarbeit, zu Beschwerden führen, wie z.B. Kopfschmerzen, Augenschmerzen, Doppelbilder, verschwommenes Sehen, Tränen, tanzende Buchstaben. Daher sollte eine orthoptische Untersuchung durchgeführt werden.

Manifestes Schielen. Das ist ein ständiges, offensichtliches Schielen und kann je nach Schielwinkelgröße mehr oder weniger stark auffallen. Unterschieden werden verschiedene Schielformen, die nicht nur im Säuglings- oder Kleinkindalter, sondern auch erst im Erwachsenenalter auftreten können. Weicht etwa ein Auge nach innen, spricht man vom Innenschielen (Strabismus convergens oder Esotropie), weicht es nach außen, ist es Außenschielen (Strabismus divergens oder Exotropie) oder nach oben, wird das als Höhenschielen (Strabismus verticalis oder Hypertropie bzw. Hypotropie) bezeichnet. Eine weitere Form ist das Verrollungsschielen (Strabismus rotatorius oder Zyklotropie – Exzyklotropie bzw. Inzyklotropie).

Mikrostrabismus. Bei dieser Form ist die Schielstellung nur minimal, wodurch sie kaum auffällt. Das macht den Mikrostrabismus allerdings nicht harmloser, sondern problematischer. Denn er kann genauso wie ein stärker ausgeprägter Strabismus zu einer Sehschwäche (Amblyopie) führen, wenn er nicht entdeckt und rechtzeitig behandelt wird. Oft kommt eine Behandlung aber zu spät.

Symptome des Schielens

Kein Kind ist zu jung für eine orthoptische oder augenärztliche Untersuchung

Stärkere Formen des Strabismus sind deutlich an der Augenstellung zu erkennen. Eltern betroffener Kinder oder Betroffene sollen auf folgende Symptome achten:

- Augen- und Kopfschmerzen, rasches Ermüden
- Zukneifen der Augen, Blinzeln oder Zwinkern
- Kopffehlhaltung, Kopfschiefhaltung
- ungeschickte Bewegungen
- Sehen von Doppelbildern

- verschwommenes Sehen, Probleme beim Lesen
- Schwindel, erhöhte Lichtempfindlichkeit

Schielen: Diagnose und Behandlung

Ein Augenarzt oder ein Orthoptist kann mithilfe verschiedener altersgerechter Tests die Augen untersuchen und ein Schielen diagnostizieren oder ausschließen.

Sehtest. Ein kindgerechter Sehtest funktioniert oft schon zwischen dem 2. und dem 3. Geburtstag. Aber auch wenn der Sehtest noch nicht möglich ist, ist die Untersuchung bei einem Spezialisten zweckmäßig.

Orthoptischer Status. Sehr spielerisch und altersgemäß können Orthoptisten auch schon bei Babys ein Schielen feststellen. Es wird die Augenstellung, die Beweglichkeit der Augen, das Konvergenzvermögen, das beidäugige Sehen oder das Akkommodationsvermögen überprüft.

Eine Skiaskopie kann schon im Kleinkindalter durchgeführt werden

Bestimmung der Brechkraft des Auges und Brillenverordnung. Gleich bei der Erstuntersuchung werden Kinder mit pupillenerweiternden Tropfen eingetropft, da nur so die tatsächlich vorhandene Fehlsichtigkeit bestimmt werden kann. Diese Untersuchung nennt sich Skiaskopie und kann schon bei sehr kleinen Kindern durchgeführt werden. Bei Schielkindern wird fast immer eine Brille verordnet, die ständig getragen werden soll. Oft reicht zur Behandlung des Schielens schon das Tragen der passenden Brille aus.

Auge abdecken. Besteht trotz der richtigen Brille ein Schielen oder der Verdacht auf eine Sehschwäche (Amblyopie), muss sehr früh mit der Abdecktherapie (Okklusionstherapie) begonnen werden. Hier wird das besser sehende Auge mit einem Pflaster abgedeckt, damit das sehschwache (amblyope) Auge zum Schauen gezwungen wird. Der Erfolg der Therapie hängt vom Beginn der Behandlung, vom Schweregrad der Schwachsichtigkeit und von der Mitarbeit ab. Auch soll damit so früh wie möglich begonnen werden. Ohne Therapie kann eine dauerhafte Beeinträchtigung des Sehvermögens bestehen bleiben.

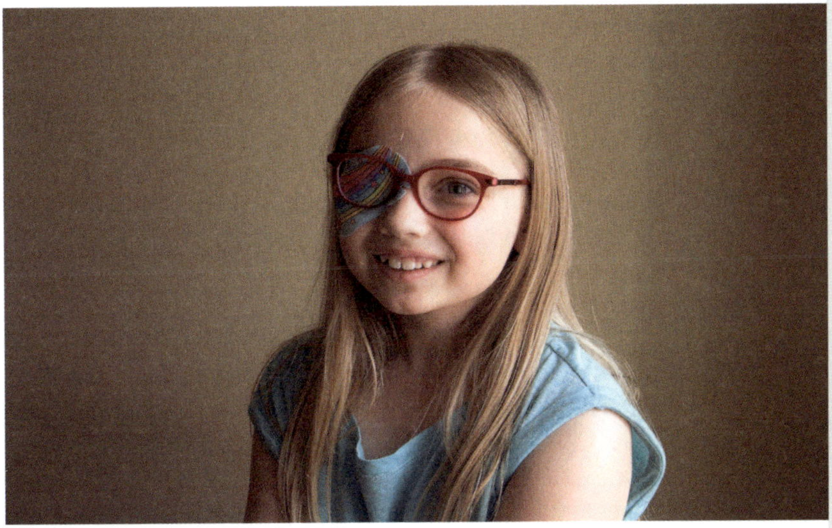

Bei der Abdecktherapie wird das bessere Auge abgedeckt

Viel Ausdauer und Geduld

Ziel der Schieltherapie ist es, die durch ständiges Schielen entstehende Schwachsichtigkeit (Amblyopie) eines Auges zu verhindern oder zu behandeln. Die Behandlung kann einige Jahre dauern und erfordert oft viel Geduld vom Patienten und den Angehörigen.

Wann ist eine Behandlung erfolgreich?

- bei möglichst frühem Therapiebeginn
- bei konsequenter, regelmäßiger Okklusionstherapie unter der Anleitung einer Orthoptistin, eines Orthoptisten
- bei regelmäßigen Kontrolluntersuchungen bei einer Orthoptistin, einem Orthoptisten

Operation als Ausweg

Reichen die genannten Behandlungsschritte noch nicht aus, kommt eine Operation (Strabismus-OP) infrage. Der Augenarzt passt dabei die äußeren Augenmuskeln an, um die Fehlstellung zu korrigieren. Ist eine andere Erkrankung der Grund für das Schielen, behandeln Ärzte zunächst diese Erkrankung. Bleibt das Schielen weiterhin bestehen, ist eine Schieloperation auch in diesem Fall erforderlich. Je nach Schielform kann es dadurch auch zu einer Besserung des beidäugigen Sehens kommen. Die Schieloperation wird aber auch aus ästhetischen Gründen durchgeführt. Vor der Schieloperation sollen die Kinder ihre Brille regelmäßig tragen und die Schwachsichtigkeit bereits behandelt haben.

Der richtige Zeitpunkt

Häufig werden Kinder kurz vor dem Schuleintritt operiert. Bei sehr großem Schielwinkel kann die Operation auch schon früher stattfinden. Auch im Erwachsenenalter kann nach ausführlicher Abklärung der Ursachen und guter Vorbereitung eine Operation sinnvoll sein.

Die Kosten des Arztbesuches zur Diagnose des Schielens sowie die Schielbehandlung werden normalerweise von den Sozialversicherungsträgern übernommen.

Die Kurzsichtigkeit (Myopie)

Kurzsichtige kneifen oft die Augen zusammen

Myopie leitet sich von griech. Myopia ab, was Blinzelgesicht heißt. Wer Gegenstände in der Ferne nur undeutlich sieht, ist meist kurzsichtig. Oft erkennt ein Kurzsichtiger zwar Bäume, aber die Details wie etwa die Blätter nur schwer. Viele bemerken ihre Kurzsichtigkeit, wenn sie etwa das auf der Tafel Geschriebene in der Schule nicht mehr lesen können. Durch das Zusammenkneifen der Lider entsteht eine „stenopäische Lücke", wodurch die Tiefenschärfe steigt. Daher kneifen Kurzsichtige immer gerne die Augen zusammen, als würden sie durch einen winzigen Tunnel sehen. Dadurch wird versucht, die Sehschwäche auszugleichen, was aber kaum gelingt.

Ursachen der Kurzsichtigkeit

Bei kurzsichtigen Menschen sind Teile des Auges, die für den Sehvorgang wichtig sind, nicht exakt aufeinander abgestimmt. Bei Kurzsichtigkeit vereinigen sich die Lichtstrahlen schon vor der Netzhaut. Entweder sind Hornhaut oder Augenlinse zu stark gekrümmt (Brechungsmyopie) oder der Augapfel ist zu lang (Achsenmyopie), sodass die Lichtstrahlen bereits vor der Netzhaut gebündelt werden. Manchmal trifft auch beides zu. Jedenfalls entsteht auf der Netzhaut ein unscharfes bzw. verschwommenes Bild. Diese Form der Kurzsichtigkeit prägt sich vornehmlich in den ersten 30 Lebensjahren aus.

Kurzsichtigkeit

Kurzsichtigkeit wird oft vererbt: Sind beide Elternteile kurzsichtig, liegt das Risiko, dass die Kinder ebenfalls kurzsichtig werden, bei 50 Prozent.

Begünstigende Faktoren

Übermäßige Naharbeit, so weiß man mittlerweile, begünstigt die Entwicklung von Kurzsichtigkeit. Dazu gehört nicht nur das Lesen von Büchern und Zeitungen, sondern auch die intensive Beschäftigung mit Smartphones und Tablets. Auch Lebens- oder Arbeitsbedingungen können Kurzsichtigkeit auslösen. Spezielle Sehtrainings oder Entspannungstechniken können sie jedoch nicht verändern.

Lauernde Gefahren

Bei kurzsichtigen Menschen kann die Netzhaut leichter einreißen

Bei den meisten Kurzsichtigen verändert sich die Brillenstärke nach dem 30. Lebensjahr kaum noch. Sie kann bei stark ausgeprägter Kurzsichtigkeit auch danach noch zunehmen. Kurzsichtige Menschen mit einem langen Augapfel haben generell ein höheres Risiko für eine Netzhautablösung als Normalsichtige, da ihre Netzhaut gedehnt ist. Dadurch ist sie dünner und kann leichter einreißen und sich vom Untergrund abheben. Betreffen diese Netzhautveränderungen auch die Makula, den Bereich des schärfsten Sehens, kann dies die Sehschärfe deutlich mindern. Das lässt sich auch mit einer Sehhilfe nicht ausgleichen. Bei regelmäßigen augenärztlichen Untersuchungen können derartige Folgen frühzeitig

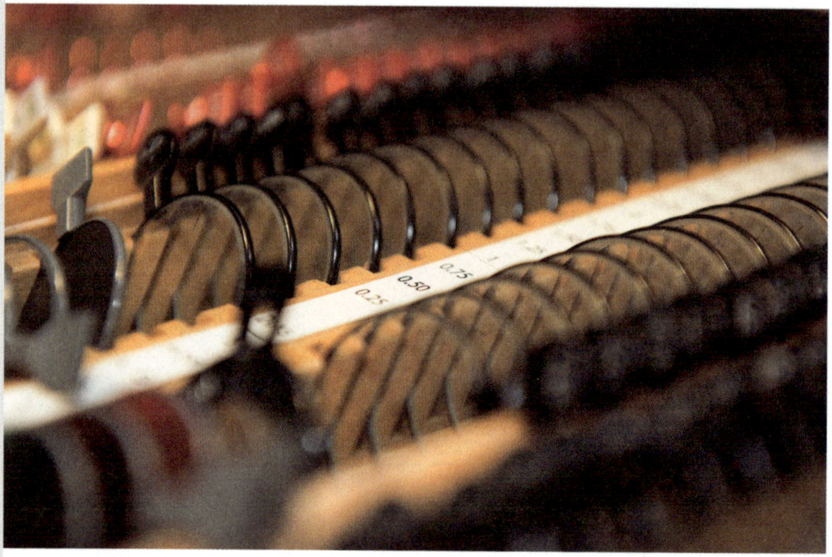

erkannt werden. Kurzsichtige Menschen sollten ihre Augen mindestens einmal jährlich untersuchen lassen. Das Risiko für schwerwiegende Erkrankungen wie etwa Netzhautablösung, grünen Star und Makuladegeneration steigt mit der Stärke der Kurzsichtigkeit kontinuierlich. Bei stark myopen Patienten sind jährliche Augeninnendruckmessungen unumgänglich, um ein Glaukom rechtzeitig zu diagnostizieren.

Früherkennung und Korrektur

Eingetropfte Augen haben erweiterte Pupillen und erleichtern die Untersuchung und Diagnostik

Das frühzeitige Erkennen und regelmäßige Kontrollen beim Augenfacharzt sind wichtig. Diagnostiziert wird die Kurzsichtigkeit von ihm. Bei einem Sehtest stellt er fest, wie gut die Betroffenen in der Nähe und der Weite sehen. Eine bestehende Kurzsichtigkeit (Myopie) kann durch das Tragen einer Brille oder von Kontaktlinsen ausgeglichen und korrigiert werden. Dabei kommen Zerstreuungslinsen – auch Minusgläser genannt, weil sie einen negativen Brechwert haben – zum Einsatz. Sie verschieben den Punkt, in dem ferne Gegenstände scharf abgebildet werden, so weit, dass er direkt in der Netzhaut liegt. Minusgläser sind am Rand etwas dicker als in der Mitte (konkav), können aber dank ausgereifter Technik

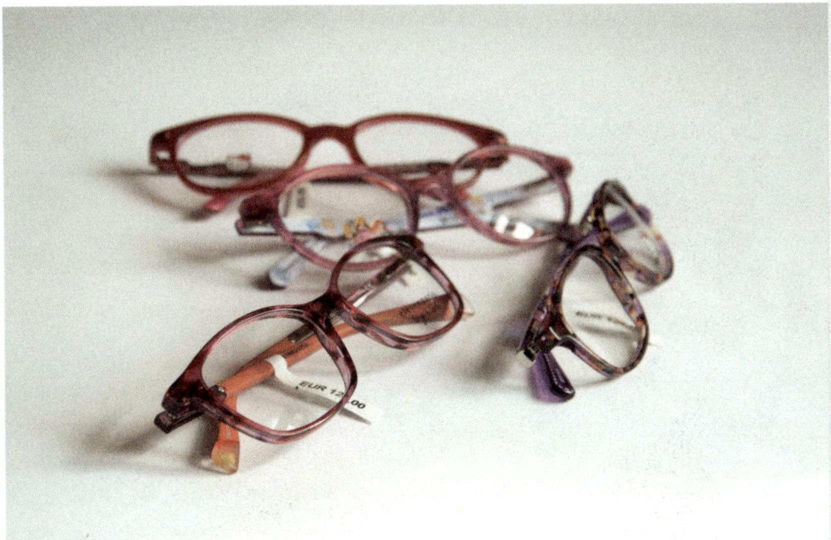

Kurzsichtigkeit kann durch Brillen oder Kontaktlinsen korrigiert werden

sehr dünn geschliffen werden. Dauerhaft lässt sich die Kurzsichtigkeit durch eine Laser-Operation behandeln (► Seite 169), bei der die Brechkraft des Auges verändert wird. Diese Operation ist erst ab einem gewissen Alter möglich und auch nicht reversibel. Zu diesem Zeitpunkt sollen die Dioptrien den höchsten Wert erreicht haben bzw. stagnieren.

Dioptrien

Die Dioptrie (dpt) ist die Einheit, in der der Brechwert eines optischen Systems angegeben wird. Sie errechnet sich nach der Formel $D = 1/f$, wobei f die Brennweite bezeichnet, also die Entfernung hinter dem Linsenmittelpunkt, wo parallel zur optischen Achse einfallende Lichtstrahlen, die das optische System passieren, in einem Punkt (Brennpunkt) zusammenlaufen. Fallen zum Beispiel die Lichtstrahlen durch eine Sammellinse und treffen sich nach 0,5 Metern in einem Punkt, dann hat die Linse eine Brechkraft von zwei Dioptrien (1/0,5 m = 2 dpt). Sammellinsen haben einen positiven Brechwert, Zerstreuungslinsen einen negativen.

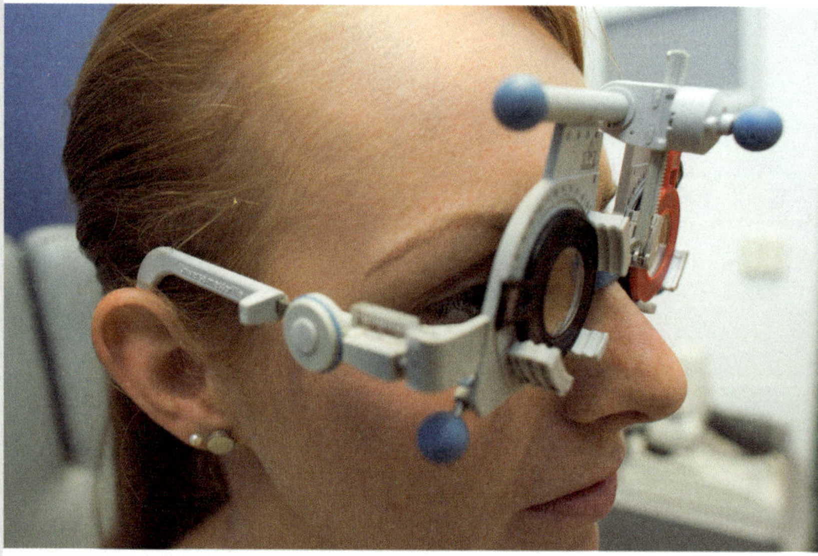

Der Augenarzt stellt Fehlsichtigkeiten fest

Linsen zur Korrektur

Die Kurzsichtigkeit kann mit Brillen oder Kontaktlinsen korrigiert werden. Es gibt verschiedene Kontaktlinsenarten: weiche Kontaktlinsen und harte, formstabile Kontaktlinsen. Eine Sonderform der formstabilen Kontaktlinse stellt die orthokeratologische (Ortho-K) Kontaktlinse dar, die während des Schlafens getragen wird und so die Hornhaut in der Nacht verformt. Tagsüber ist ein scharfes Sehen ohne weitere Sehhilfe möglich. Trägt man die Ortho-K-Linse nicht mehr, kehrt die Kurzsichtigkeit wieder zurück.

Die Sehschärfe oder Sehstärke

Sehschärfe – umgangssprachlich auch als Sehstärke bezeichnet – oder Visus ist die Fähigkeit, zwei Punkte voneinander getrennt wahrzunehmen. Sie ist abhängig vom Zustand der brechenden Medien im Auge und der Netzhaut, aber auch von der Beleuchtung, dem Kontrast und von unserer Aufmerksamkeit. Die Sehschärfe wird für die Ferne und die Nähe mittels verschiedener Sehzeichen (Bilder, Zahlen, Buchstaben, Landolt-Ringe und

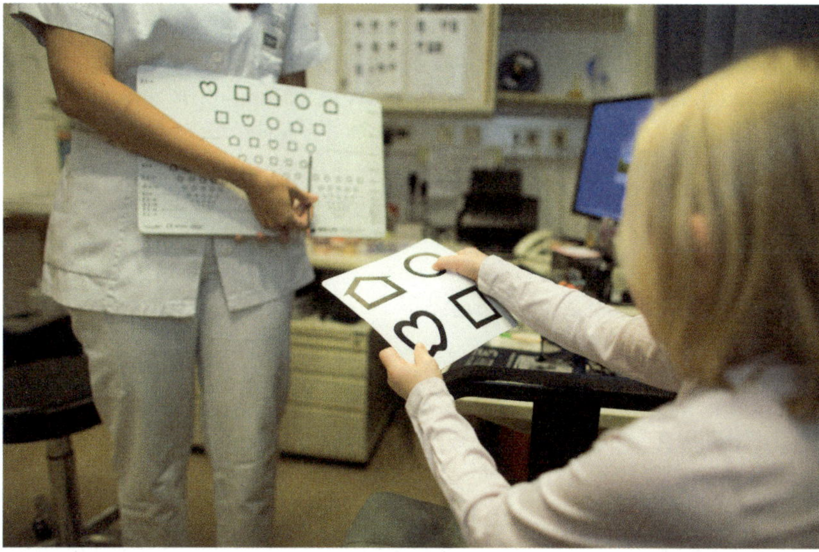

Ringe und Bilder

Landolt-Ringe, benannt nach dem Schweizer Augenarzt Edmund Landolt, sind Kreise mit verschiedenen Öffnungen. Bei der Untersuchung muss der Patient angeben, auf welcher Seite sich die Öffnung befindet. Für Kinder gibt es spezielle Motive wie zum Beispiel Bilder mit Haus oder Ball (Lea-Hyvärinen-Symbole).

Mit Landolt-Ringen kann die Sehkraft von Kindern getestet werden, die noch nicht lesen können

E-Haken) geprüft. Die durchschnittliche Sehschärfe gesunder Augen beträgt 1,0 – aber auch Werte darüber sind möglich. Oft bezeichnet man einen Visus von 1,0 auch als 100-prozentige Sehschärfe, was aber nicht korrekt ist, da es auch Ergebnisse von 1,25 oder 1,50 gibt. Auch sie stünden für 100 Prozent Sehschärfe.

Die Weitsichtigkeit (Hyperopie)

Während man bei einer Kurzsichtigkeit (Myopie) auf naher Distanz gut und auf weiter Distanz unscharf sieht, sehen Weitsichtige in jungen

Jahren meist sowohl in der Ferne als auch in der Nähe gut – allerdings müssen sie dafür Augenlinse und Ziliarmuskel stark beanspruchen, was auf Dauer sehr anstrengt. Bei stärkerer Weitsichtigkeit (Hyperopie – auch Übersichtigkeit) ist ein scharfes Sehen in der Nähe nicht mehr möglich. Bei sehr hohen Werten beziehungsweise im fortgeschrittenen Alter kann man auch in allen anderen Distanzen nicht mehr deutlich sehen. Hier helfen ebenfalls Brillen und Kontaktlinsen weiter.

Weitsichtigkeit ist angeboren

Der grüne Star tritt häufig im Alter auf

Bei den meisten ist Weitsichtigkeit auf einen zu kurzen Augapfel zurückzuführen. Bei anderen Menschen beruht sie auf einer sehr flachen Hornhaut, deren Brechkraft verringert ist. Auch die Brechkraft der Augenlinse kann reduziert sein. Infolge dieser Gegebenheiten entsteht auf der Netzhaut ein unscharfes Bild, weil die Lichtstrahlen erst hinter ihr zusammentreffen. Nicht nur der Augapfel kann verkürzt sein – auch andere Bereiche des Auges können enger gebaut sein. Daher entwickeln weitsichtige Menschen im Alter öfters einen grünen Star (das Glaukom).

Folgen der Weitsichtigkeit

Solange die Augenlinse noch sehr flexibel ist, gleicht sie die Missverhältnisse im Auge durch ständige Anpassung (Akkommodation) aus. Bei geringer Ausprägung der Weitsichtigkeit kann diese das Auge selbst bewältigen. Der Sehfehler wird nicht erkannt. Erst im Alter tritt er in Erscheinung, wenn sich die Linse nicht mehr verformen kann.

Eine Weitsichtigkeit lässt sich nicht verhindern – auch nicht durch ein Sehtraining. Mehr über Weitsichtigkeit bei Kindern im Kapitel „Kindheit und Jugend" (► Seite 49).

Korrektur der Weitsichtigkeit

Weitsichtigkeit lässt sich durch Brillen oder Kontaktlinsen ausgleichen. Diese erhöhen die zu geringe Brechkraft des Auges. Es kommen sogenannte Sammellinsen mit einem positiven Brechwert – Plusgläser – zum Einsatz. Diese Brillengläser verändern den Lichteinfall so, dass die Lichtstrahlen wie bei einem Normalsichtigen genau auf der Netzhaut gebündelt werden und beim Blick in die Ferne auch ohne Akkommodation wieder ein scharfes Bild in der Netzhautebene entsteht. Plusgläser sind in der Mitte etwas dicker als am Rand (konvex), können aber dank moderner Technik sehr dünn geschliffen werden. Durch eine Operation (refraktiver Laser) kann der Brechwert auch verändert werden.

Die Hornhautverkrümmung (Stabsichtigkeit, Astigmatismus)

Eine Hornhautverkrümmung oder Astigmatismus ist eine Fehlsichtigkeit, bei der eine ungleichmäßig geformte Hornhaut zu einer unscharfen und verzerrten Sicht in der Nähe und in der Ferne führt. Die Vorderfläche der Hornhaut ist nicht glatt gerundet, sondern sie ist verformt, gekrümmt oder gebogen. In der Folge werden die Einzelheiten auf der Netzhaut nicht punktförmig abgebildet, sondern erscheinen darauf verzerrt oder strichförmig. Betroffene nehmen Strahlen bei Laternen oder Autolichtern wahr. Die Abbildung in einem Brennpunkt wird so unmöglich. Im Gegensatz zu einer Kurz- oder Weitsichtigkeit können Probleme beim Sehen in allen Distanzen auftreten. In den meisten Fällen lässt sich eine Hornhautverkrümmung mit Kontaktlinsen oder einer Brille gut korrigieren.

Bei einer Hornhautverkrümmung werden Einzelheiten verzerrt

Narben als möglicher Auslöser

Eine Hornhautverkrümmung ist meist angeboren und kann genetische Ursachen haben. Eine leicht verkrümmte Hornhaut bis zu 0,5 Dioptrien ist in der Bevölkerung weit verbreitet und gilt sogar als normal. Verantwortlich für eine später im Leben auftretende Verkrümmung sind häufig Narben, die sich nach Verletzungen oder Entzündungen der Hornhaut bilden. Narben können aber auch die Folge von operativen Eingriffen am Auge sein – sowohl bei der Operation des grauen oder grünen Stars als auch bei Techniken wie Laserungen, mit denen Fehlsichtigkeiten korrigiert werden. Im günstigsten Fall bildet sich der Astigmatismus wieder zurück, nachdem die Wunden verheilt sind.

Warnsignale nicht übersehen

Durch Symptome wie schlechtes Sehen, Augenschmerzen, Kopfschmerzen und Schwindel kann sich ein Astigmatismus bemerkbar machen. Dann versuchen die Ziliarmuskeln des Auges, den Brechungsfehler der Hornhaut durch Scharfstellen der Linse auszugleichen und geraten in eine Überanstrengung und zu den genannten Symptomen. Eine spezielle Form der zunehmenden Hornhautverkrümmung ist der Keratokonus. Dabei wölbt sich der zentrale Bereich der Hornhaut zunehmend nach außen.

Unterscheidung des regulären vom irregulären Astigmatismus

Fachleute unterscheiden zwischen einem regulären und einem irregulären Astigmatismus. Der reguläre Astigmatismus kommt am häufigsten vor. Dabei entstehen durch die Verkrümmung der Hornhaut zwei Brennlinien, die senkrecht zueinander ausgerichtet sind. Die Verkrümmung folgt also noch bestimmten Regeln, sodass sie sich in der Regel gut mit einer Sehhilfe ausgleichen lässt.

Beim irregulären Astigmatismus (z.B. bei Hornhautnarben) weichen mehrere Hornhautstellen in ihrer Brechkraft voneinander ab, wodurch das Licht auf unterschiedlichste Weise gebrochen wird. In extremen Fällen sind sogar keine Brennlinien mehr erkennbar. Dementsprechend schwierig ist es, eine irreguläre Stabsichtigkeit zu behandeln.

Hornhautverkrümmung bei Kindern

Auch bei Kindern kann eine Hornhautverkrümmung auftreten

Kinder müssen scharf sehen können, damit sich ihr Sehsinn vollständig entwickelt und ihr Gehirn die Wahrnehmung richtig lernt. Ein hoher Astigmatismus muss daher rechtzeitig erkannt und korrigiert werden, anderenfalls kann eine Sehschwäche auftreten. Diese lässt sich später nicht mehr ausgleichen, da das Gehirn die Informationen von der Netzhaut nicht mehr verarbeiten kann. Neben einer Brille können auch Kontaktlinsen eine geeignete Sehhilfe für Kinder und Jugendliche sein, sofern das Kind verantwortungsbewusst damit umgehen kann. Wenn keine Beschwerden auftreten, wird je nach Alter eine Brille verordnet – vorausgesetzt, die Sehschärfe passt.

Welche Korrekturen sind möglich?

Zylindrischer Schliff. Mit einer Brille oder mit Kontaktlinsen kann ein Astigmatismus korrigiert werden. Die Gläser haben einen zylindrischen Schliff. Jedoch hängt die Effektivität der Korrektur davon ab, wie stark der Astigmatismus bereits ausgeprägt ist. Eine unregelmäßige gewellte Oberfläche der Hornhaut lässt sich zum Beispiel mit Kontaktlinsen besser ausgleichen. Vor allem formstabile (harte) Linsen sind dafür gut geeignet, da sie auf einer Art Polster aus Tränenflüssigkeit schwimmen. Dieser Film überbrückt die Unebenheiten und bildet mit der Kontaktlinse ein nach außen hin neues, vollkommen glattes optisches System, an welchem sich die Lichtstrahlen gleichmäßig brechen können. Auch weiche, torische Kontaktlinsen können eine Hornhautverkrümmung korrigieren.

Eine operative Korrektur mittels Laser ist ebenfalls bedingt möglich

Transplantation. Wenn eine sehr stark verformte Hornhaut (Keratokonus) durch eine Sehhilfe nicht mehr ausgeglichen werden kann, ist die Hornhauttransplantation manchmal ein letzter Ausweg.

Alterssichtigkeit (Presbyopie)

Erstes Anzeichen von Alterssichtigkeit ist, dass eine Zeitung, ein Buch oder ein Text am Smartphone in der Nähe nicht mehr gelesen werden kann. Die Buchstaben beginnen zu verschwimmen. Das liegt daran, dass der Bereich, in dem wir sehen können, mit zunehmendem Alter weiter von den Augen wegrückt. Bei schlechter Beleuchtung oder Müdigkeit fällt die Sehschwäche in der Nähe besonders auf.

Augentraining bringt nichts

Alterssichtigkeit ist keine Erkrankung, sondern eine natürliche altersentsprechende Entwicklung. Denn im Alter nimmt die Akkommodationsfähigkeit – das Scharfstellen in der Ferne und der Nähe – des Auges ab, da die Augenmuskeln und die Linse an Elastizität verlieren. Die Linse kann sich nicht mehr so stark wölben. Damit lässt ihre Fähigkeit nach, sich unterschiedlichen Sehabständen anzupassen und ein Objekt zu fokussieren. Alterssichtigkeit trifft jeden Menschen und kann daher auch nicht aufgehalten werden. Auch durch Augentraining lässt sie sich nicht verhindern.

Augenlinse verliert an Elastizität

Hat jemand in jüngeren Jahren eine Kurz- oder Weitsichtigkeit operativ korrigieren lassen, bleibt ihm dennoch im Alter das Tragen einer Brille oder von Kontaktlinsen nicht erspart. Schließlich verliert auch bei diesen Menschen die Augenlinse im Laufe der Zeit an Elastizität. Während das Sehen in der Ferne weiterhin ohne Sehhilfe möglich sein kann, sind exakte Arbeiten in der Nähe oder Lesen nur mit zusätzlicher Korrektur möglich.

Zu kurze Arme

Im Alter verliert die Augenlinse an Elastizität

Der sogenannte Nahpunkt – das ist der geringste Abstand, in dem die Augen bei maximaler Linsenwölbung noch ein scharfes Sehen ermöglichen – rückt bereits ab der Kindheit immer weiter weg. Während etwa 20-Jährige noch scharf sehen, wenn sich ein Objekt 7 Zentimeter vor ihrem Auge befindet, beträgt der Abstand bei 30-Jährigen bereits 9 Zentimeter, mit 40 Jahren 25 Zentimeter, mit 50 Jahren 42 Zentimeter. Die Arme werden zu kurz, wenn man eine Zeitung lesen will.

Eine Brille für alle Fälle

Um in der Nähe gut sehen zu können, brauchen Alterssichtige eine Brille. Deren Stärke orientiert sich daran, wie gut sich das Auge noch auf einen kurzen Sehabstand einstellen kann. Je näher das Objekt dem Auge sein soll, desto stärker muss die Korrektur sein. Die Alterssichtigkeit wird mit einer Korrektur ausgeglichen, wie sie für Weitsichtige üblich ist. Eine Lesebrille hat bei 60-Jährigen in der Regel +2,5 bis +3 Dioptrien. Ältere Menschen mit einer geringen Kurzsichtigkeit benötigen oft keine oder nur eine schwache Lesebrille. Bei manchen heben sich die Kurzsichtigkeit und die altersbedingte Weitsichtigkeit beim Nahsehen auf. Für die Fernsicht ist aber auch weiterhin eine Korrektur notwendig. Eine genau auf den Patienten angepasste Lesebrille ist immer besser als eine „einfache Brille von der Stange". Viele kaufen sich in Geschäften bei der Kassa +1,0- oder +2,0-Brillen um wenige Euro, mit denen sie kurze Zeit zurechtkommen. Die sind aber in den meisten Fällen nicht auf ihre Bedürfnisse und individuellen Parameter abgestimmt.

Mit 95 Prozent ist die Presbyopie im Alter die häufigste Fehlsichtigkeit

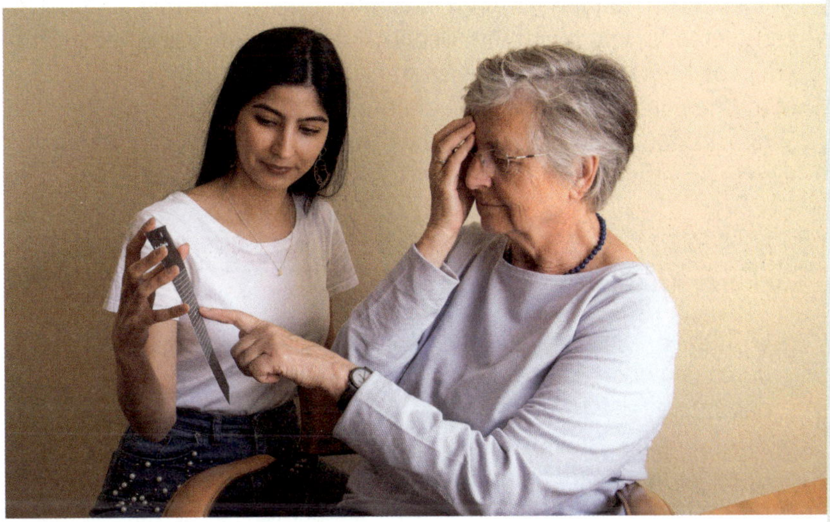

Bei der Alterssichtigkeit fällt das Lesen in der Nähe schwer

Korrektur der Alterssichtigkeit

Je nachdem, ob nur eine Alterssichtigkeit vorliegt oder ob die Person auch für die Ferne eine Brille trägt, wird die passende Lösung gesucht:

- **Lesebrille**
- **Gleitsichtbrille (Mehrstärkenbrille).** Durch den oberen Teil wird in die Ferne geschaut, der mittlere Teil ist für die Bildschirmdistanz eingestellt und der untere Teil wird zum Lesen verwendet.
- **Bildschirm-Lesebrille.** Personen, die viel am Bildschirm arbeiten, sind häufig mit einer Bildschirm-Lesebrille

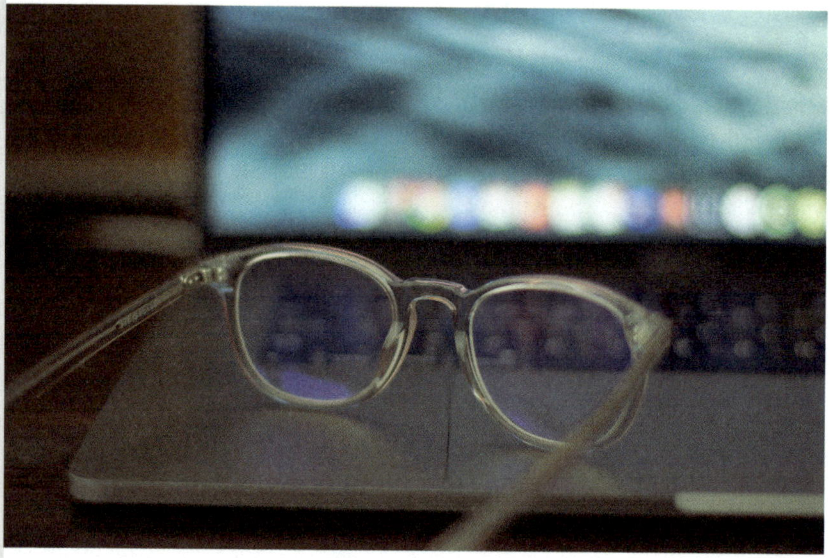

Bildschirmbrillen werden immer häufiger verwendet

(2-Stärken-Gleitsichtbrille) sehr zufrieden. Hier wird durch den oberen Teil auf den Bildschirm geschaut, der untere Teil ist zum Lesen da.

- **Bifokalbrille.** Ein „Strich" trennt den Nah- und Fernbereich. Diese Variante wird heute kaum mehr angeboten.
- **Mehrstärken-Kontaktlinsen.** Hier werden verschiedene Systeme angeboten, mit der Anpasserin, dem Anpasser wird die optimale Lösung gefunden.

Kindheit und Jugend

Augengesundheit beginnt bei den Jüngsten.

Generation Kurzsichtigkeit

Weltweit verbringen Kinder und Jugendliche heute viel mehr Zeit vor elektronischen Geräten als im Freien. Der kurze Abstand zum Bildschirm und das fehlende natürliche Licht sind wesentliche Faktoren für die Ausprägung einer Kurzsichtigkeit. Allein das Distance-Learning mit Tablet, Handy und Laptop während der Pandemie-Lockdowns wirkte sich auf die Augengesundheit vieler Kindern und Jugendlicher aus.

„Im Jahr 2050 wird etwa eine Milliarde Menschen von hoher Kurzsichtigkeit betroffen sein. Die medizinischen Folgen sind evident und die Anzahl der Menschen in der Bevölkerung, die bereits in jungen Jahren signifikante Pathologien aufzeigen werden, ist hoch", warnte Univ.-Prof. Dr. Herbert A. Reitsamer von der Universitätsklinik für Augenheilkunde und Optometrie am Landeskrankenhaus Salzburg bereits 2017 anlässlich der 58. Jahrestagung der Österreichischen Ophthalmologischen Gesellschaft (ÖOG)/Vereinigung Österreichischer AugenärztInnen und zitierte Modellrechnungen der American Academy of Ophthalmology, wonach bis 2050 die Hälfte der Weltbevölkerung kurzsichtig sein wird. Besonders besorgniserregend sei die Zunahme der Menschen mit hoher Myopie, die

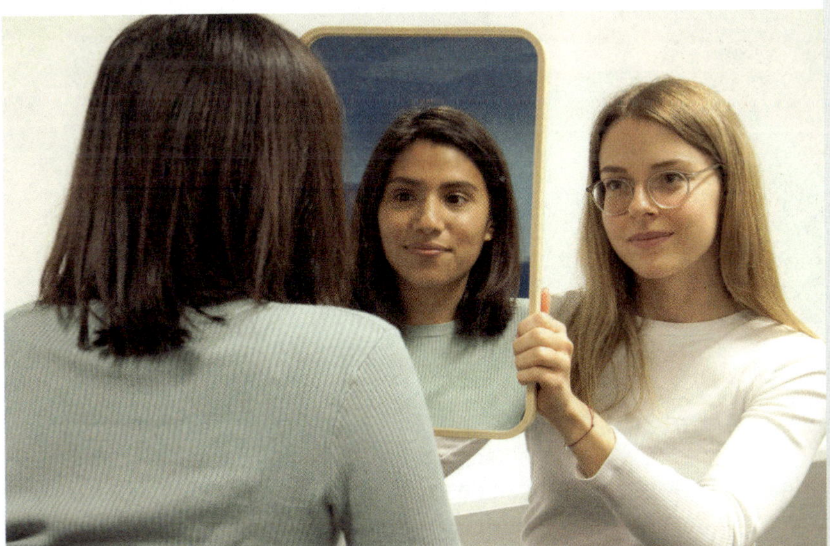

Jugendliche sind von Kurzsichtigkeit stark betroffen

Rechtzeitige Augenvorsorge

Augenvorsorge beginnt bereits mit den Mutter-Kind-Pass-Untersuchungen. Denn ein gesundes Auge ist entscheidend für die Augenentwicklung. Diese Untersuchungen haben nur dann eine Aussagekraft, wenn auch die Augen eingetropft werden, damit sie der Augenarzt auch gut untersuchen kann. Bei diesen Untersuchungen können Schielen, Sehfehler oder auch andere Augenerkrankungen entdeckt werden. Auch Tumore können erkannt werden.

mit besonderen Risiken für Netzhauterkrankungen, Glaukom und altersbedingte Makuladegeneration einhergeht. Regelmäßige augenärztliche Kontrollen helfen bei der Früherkennung von Erkrankungen bereits von klein auf.

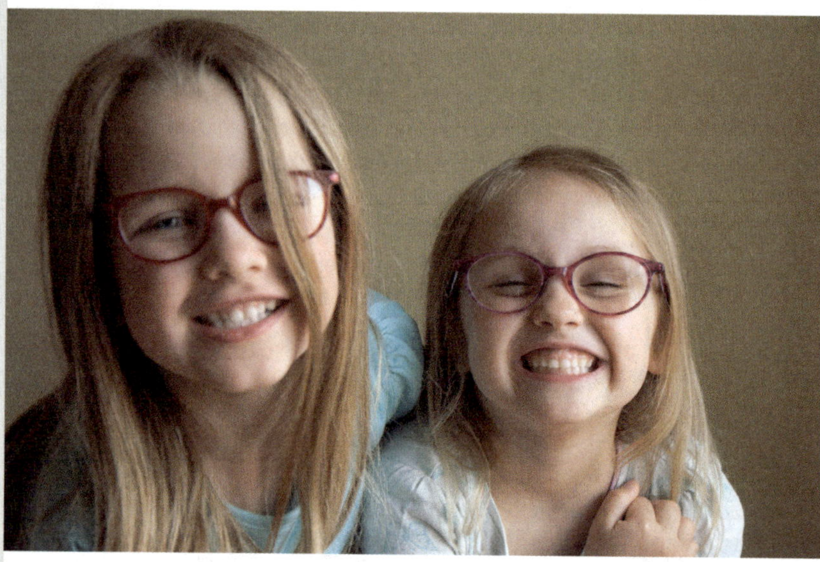

Augenvorsorge beginnt im Kindesalter

Schwangerschaft und Stillzeit

In der Schwangerschaft kann es zu einer Verschlechterung oder auch zu einer Verbesserung der Sehschärfe kommen. Dies liegt daran, dass sich die Dioptrien verändern können. Das ist jedoch kein Grund zur Sorge. Denn die hormonelle Umstellung des Körpers der werdenden Mutter wirkt sich auch auf die Sehkraft aus. Dadurch kann sich die Sehkraft verändern. Stark kurzsichtige Patientinnen sollten sich vor der Entbindung zusätzlich vom Augenarzt untersuchen lassen, um einem möglichen Netzhautriss bei der Geburt vorzubeugen.

Auch während der Stillzeit können die Hormone die Sehkraft beeinträchtigen. Eine augenärztliche Untersuchung nach dem Abstillen wird von Experten empfohlen. Bestimmte Augentropfen sollen während der Schwangerschaft nicht genommen werden.

Babys lernen sehen

Die Entwicklung des Sehens beginnt, unmittelbar nachdem das Baby zur Welt gekommen ist. Zunächst erkennt es nur Gegenstände und Personen in seiner Nähe, da die Augen auch noch sehr klein sind. Neue Eindrücke schärfen aber die Wahrnehmung. Bis zur Volksschulzeit sollte die normale Sehfähigkeit reifen, wenn keine Beeinträchtigungen oder Erkrankungen wie Sehschwäche auftreten.

Bis zur Volksschulzeit reift die Sehfähigkeit

Frühgeburten haben ein erhöhtes Risiko für die Entstehung von Augenerkrankungen; auch von Schielen oder einer Fehlsichtigkeit. Bereits im Krankenhaus werden die Augen von Frühgeborenen untersucht.

Wenn der Abfluss verstopft ist

Während im Mutterleib der Tränenkanal des Babys noch durch eine Membran verschlossen ist, sollte er sich unmittelbar nach der Geburt öffnen. Wenn das nicht der Fall ist, kann sich Nasensekret im Auge sammeln und der Tränenkanal verstopfen und Entzündungen können hervorgerufen werden. Fließt die Tränenflüssigkeit nicht ab, kann das für den Säugling außerdem sehr unangenehm und schmerzhaft sein. Durch spezielle Massagen am Nasenwinkel kann seine Mutter das Öffnen der Membran unterstützen. Lässt sich die Membran dadurch aber nicht bis zum ersten Geburtstag öffnen, muss der Augenarzt mit einer ambulanten Tränenwegsspülung nachhelfen.

Mutter-Kind-Pass

Bei der Mutter-Kind-Pass-Untersuchung sollen Schielen, Fehlsichtigkeit, Augenerkrankungen entdeckt werden. Zwei augenärztliche Untersuchungen sind vorgesehen. Die erste zwischen dem 10. und 14. Lebensmonat, diese kann auch durch den Kinderarzt erfolgen. Die zweite Untersuchung muss zwischen dem 22. und 26. Lebensmonat von einem Facharzt, einer Fachärztin für Augenheilkunde und Optometrie durchgeführt werden. Die Erkennung von Fehlsichtigkeit im Kindesalter ist von besonderer Bedeutung, zumal hier die Weichen fürs Leben gestellt werden. Eltern sollten bedenken, dass ein Kind seine Fehlsichtigkeit nicht bemerkt, weil ihm ja der Vergleich zur Normalsichtigkeit fehlt.

Untersuchung der Kinderaugen

Gute Kinderaugenärzte nehmen sich Zeit für die Kinder und auch die Angst vor der Untersuchung: Sie sprechen die Kinder an und lenken sie mit Stofftieren und Spielzeug von der Untersuchung ab, die auch unangenehm werden kann, wenn die Augen eingetropft werden müssen. Die

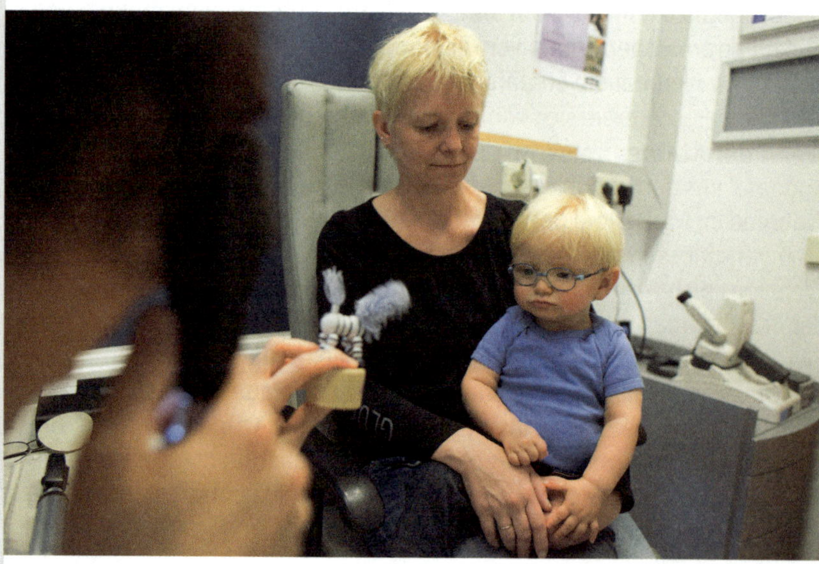

Die Mutter-Kind-Pass-Untersuchungen sind verpflichtend

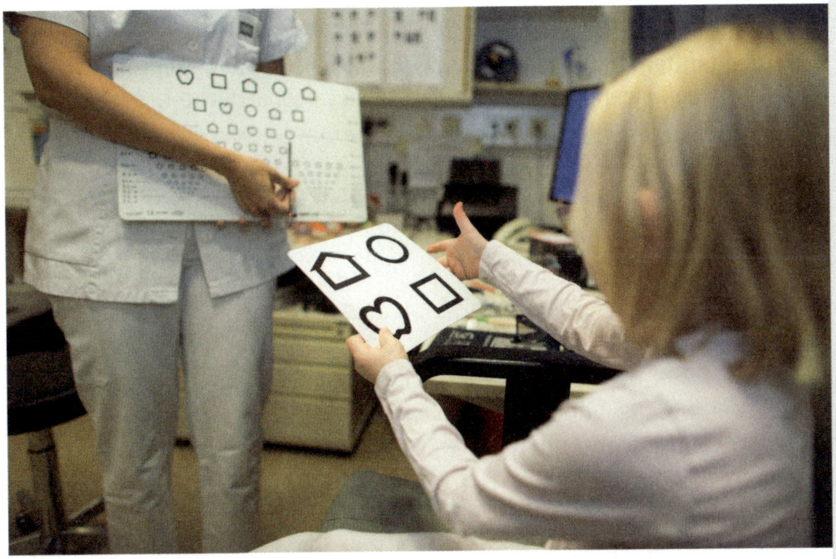

Sehtests gibt es bereits für die Kleinsten

Tropfen erweitern die Pupillen und erleichtern die Untersuchung des vorderen und hinteren Augenabschnitts des Kindes. Bis es wieder normal sehen kann, können bis zu zwei Tage vergehen. Bereits Babys sollen bei einem Sehtest kleine Streifen erkennen. Je nachdem wie lange sie darauf blicken und welche Symbole sie erkennen bzw. wie sie darauf reagieren, kann der Augenarzt die Sehfähigkeit feststellen, aber auch wie die Augen beschaffen sind; ob sie sich koordiniert bewegen und ob sie auf Eindrücke reagieren. Auch ermittelt er die Dioptrienzahl. Sehnerv, Netzhaut und Augapfel werden von ihm ebenfalls untersucht.

Diagnose der Fehlsichtigkeit

Der Augenarzt kann Sehdefizite erkennen

Zwischen dem sechsten und dem zwölften Lebensjahr schreitet die Sehentwicklung zwar fort, jedoch können Defizite aus den ersten sechs Lebensjahren nicht mehr ausgeglichen werden. Ab dem zweiten Geburtstag sind daher regelmäßige Untersuchungen beim Augenarzt notwendig, um Fehlsichtigkeiten wie Kurz- oder Weitsichtigkeit rechtzeitig zu diagnostizieren und zu behandeln – im Rahmen der Mutter-Kind-Pass-

Untersuchung. Ein Problem ist, dass Kinder im Gegensatz zu Erwachsenen ihre Sehprobleme nicht artikulieren können. Sie gewöhnen sich rasch an Sehstörungen und Einschränkungen, da sie diese als normal empfinden. Nur durch augenärztliche Untersuchungen können aber Fehlsichtigkeiten, Schielen (Strabismus), Minischielen (Mikrostrabismus) sowie organische Augenerkrankungen wie Netzhauterkrankungen erkannt werden. Über spezielle Augenveränderungen kann der Augenarzt sogar neurologische Erkrankungen erkennen und den Patienten zur weiteren Abklärung an einen anderen Facharzt verweisen. Ist ein Kind bereits in frühen Jahren kurzsichtig, kann sich daraus eine fortschreitende Kurzsichtigkeit entwickeln. Dann benötigt das Kind immer stärkere Brillengläser, teilweise lebenslang. Gute Vorsorge ist hier besonders wichtig; nur durch eine Untersuchung beim Augenarzt kann eine Myopie verlässlich festgestellt werden.

Netzhautdefekte oder -risse kommen bei Kindern nur sehr selten vor

„Eltern müssen sich bewusst sein, dass die Augenvorsorge im frühesten Kindesalter enorm wichtig ist. Sie entscheiden so über das Schicksal des Auges ihres Kindes", Dr. Helga Azem.

Früherkennung rettet Sehkraft

Schwachsichtigkeit (Amblyopie) ist eine Erkrankung, die bei einem Kind in den ersten Lebensjahren auftreten kann. Wird sie nicht oder zu spät diagnostiziert, kann sie fortschreiten und den Prozess der Sehentwicklung im Kindesalter stark beeinträchtigen. Der Betroffene kann ein Leben lang nicht mehr gut sehen. Die Schwachsichtigkeit kann auch mithilfe einer Brille oder einer Operation nicht mehr korrigiert werden und bringt Nachteile für den Betroffenen – im Beruf genauso wie im Alltag.

Früherkennung bei Amblyopie ist wichtig

Augen zu und durch

Nicht nur die Diagnose, sondern auch die Behandlung der Schwachsichtigkeit sollte rasch erfolgen. Dabei wird über einen bestimmten Zeitraum das bessere der beiden Augen zugedeckt – entweder mit einer zugedeckten Brille oder mithilfe eines Pflasters. So soll das schlechtere Auge angehalten werden, sich anzustrengen. Allein durch diese einfache Übung kann eine bis zu 100-prozentige Sehschärfe erzielt werden. Das setzt aber voraus, dass diese Behandlung bis zum 12. Lebensjahr erfolgt. Denn danach ist die Sehentwicklung abgeschlossen und keine Therapie mehr möglich.

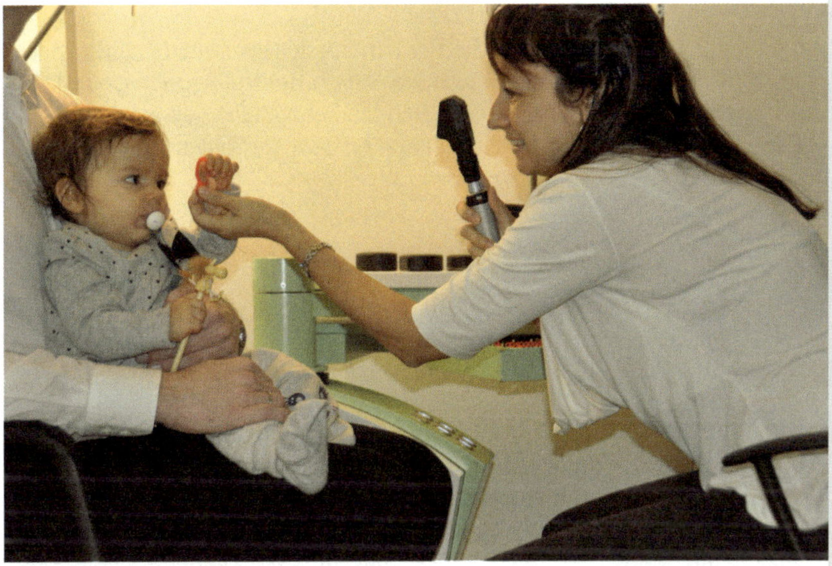

Früherkennung ist das Um und Auf

Weitsichtigkeit im Kindesalter

Fehlsichtigkeiten lassen sich verhindern

Das kindliche Gehirn kann Fehlsichtigkeiten dank der Elastizität der Augenlinse teilweise ausgleichen. Sind diese aber zu hoch, werden die Kompensationsmechanismen überschritten. Kinder ermüden rasch und verlieren die Aufmerksamkeit. Einige klagen nicht nur über Kopfschmerzen, sondern auch über Konzentrationsprobleme in der Schule. Beide sind oft Anzeichen einer Weitsichtigkeit. Es ist daher notwendig, dass eine zu hohe Weitsichtigkeit früh erkannt und korrigiert wird. Das

Messen der kindlichen Weitsichtigkeit ist aber nur möglich, wenn Kinder schon im Kleinkindalter – optimalerweise mit zwei Jahren – mit pupillenerweiternden Augentropfen bei der Untersuchung eingetropft werden. Diese sind zwar sehr unangenehm, jedoch können nur so die exakte Dioptrienstärke bestimmt und Erkrankungen am Auge vom Augenarzt erkannt werden.

Die Kinderaugenheilkunde

Die Kinderophthalmologie beschäftigt sich mit den speziellen Bedürfnissen von Kindern bei der Augenuntersuchung und der Behandlung von kindlichen Augenerkrankungen. Das Erkennen und die Behandlung von angeborenen Augenerkrankungen ist das Anliegen der Kinderaugenheilkunde.

Die Naheinstellungsschwäche (Akkommodationsschwäche)

Eine Naheinstellungsschwäche kann mit Brillen oder Kontaktlinsen ausgeglichen werden

Um in unterschiedlichen Entfernungen in der Schule – Tafel, Lehrperson und Heft, Buch – gut zu sehen, müssen die Augen die Scharfstellung ständig ändern, damit Personen und Gegenstände erkennbar werden. Wie der Autofokus in einer Kamera zoomt, akkommodiert unsere Augenlinse völlig unbewusst. Diese Akkommodationsfähigkeit kann im Kindesalter geschwächt sein. Um halbwegs scharf zu sehen, müssen sich die Kinder übermäßig anstrengen, halten diese verstärkte Akkommodation aber nicht stundenlang durch, sondern werden müde, unkonzentriert, machen Fehler und klagen über verschiedene Beschwerden wie Kopfschmerzen. Die Kinder kennen kein entspanntes, müheloses Sehen in der Nähe – sie vermeiden Naharbeit. Wird eine Akkommodationsschwäche diagnostiziert, kann sie mit Brillen oder Kontaktlinsen ausgeglichen werden. Voraussetzung jeder Brillenverordnung im Kindesalter ist die augenärztliche Untersuchung im eingetropften Zustand (Ausschaltung der Zoomfunktion).

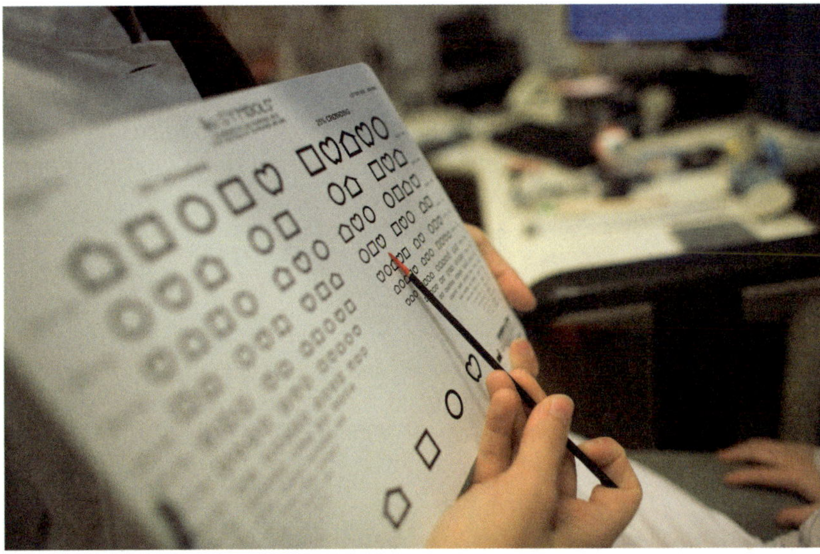

Immer den richtigen Durchblick behalten

Kurzsichtigkeit im Schulalter

Schulmyopie (lat. Myopia simplex) ist eine erworbene Kurzsichtigkeit, die heute sehr weit verbreitet ist. Ihre Symptome treten oft während der Schulzeit auf und können sich bis ins jugendliche Alter entwickeln. In dieser Zeit besteht auch das höchste Risiko, daran zu erkranken, da in dieser Phase die Augen und vor allem der Augapfel wachsen. Kommt es zu einem übermäßigen Augenwachstum, kann eine Kurzsichtigkeit entstehen und die Gegenstände in der Ferne werden nur mehr unscharf wahrgenommen. Je früher die Myopie einsetzt, desto höhere Dioptrienzahlen werden erreicht.

Dr. Helga Azem, Augenärztin: „Jedes Kind sollte einmal pro Jahr zum Augenarzt."

Mehr Tageslicht statt Tablet, Handy & Co.

Es gibt mehrere Faktoren, die die Entwicklung einer Myopie begünstigen: Sind etwa beide Eltern kurzsichtig, hat das Kind ein erhöhtes Risiko, kurzsichtig zu werden. Übermäßige Naharbeit wie das Lesen von Büchern und

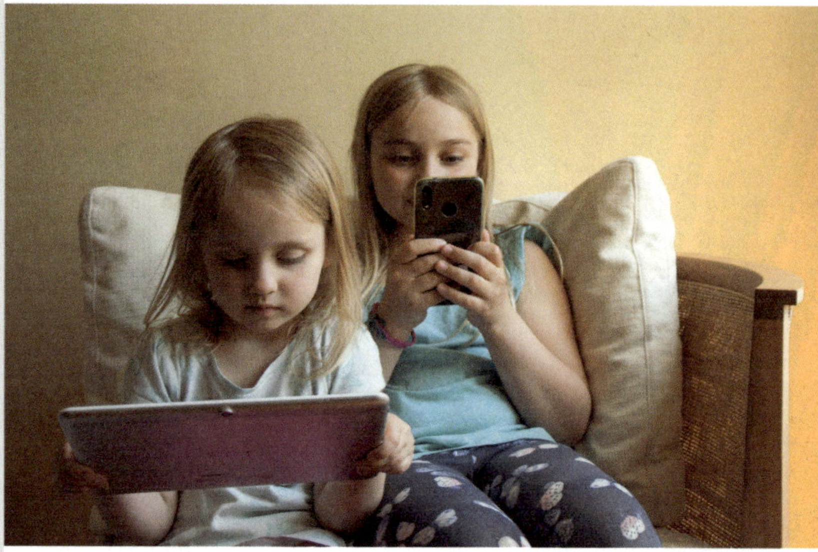

Tablets und Handys erhöhen das Myopie-Risiko

Zeitungen sowie die intensive Nutzung von Smartphones und Tablets fördern zudem die Myopie (► Seite 29).

Doch wie kann eine Myopie zusätzlich ausgebremst werden: Nimmt die Kurzsichtigkeit jedes Jahr um eine Dioptrie zu, kann der Augenarzt spezielle Tropfen verordnen, die den weiteren Fortschritt der Kurzsichtigkeit verlangsamen. Auch speziell geformte Kontaktlinsen und Brillen können sie bremsen. Bestimmte Linsen werden etwa nur in der Nacht getragen.

Fortschreitende Myopie

Kinder kurzsichtiger Eltern haben ein großes Risiko kurzsichtig zu sein. Ein Kind sollte daher halbjährlich vom Augenarzt untersucht werden. Ab einer Steigerung von einer halben bis zu einer Dioptrie pro Jahr wird von einer fortschreitenden Kurzsichtigkeit gesprochen. Der Augenarzt entscheidet über die jeweilige Therapie. Mögliche Therapien sind

1. spezielle Kontaktlinsen – weiche oder formstabile
2. spezielle Brillengläser
3. schwach dosierte Atropin-Augentropfen

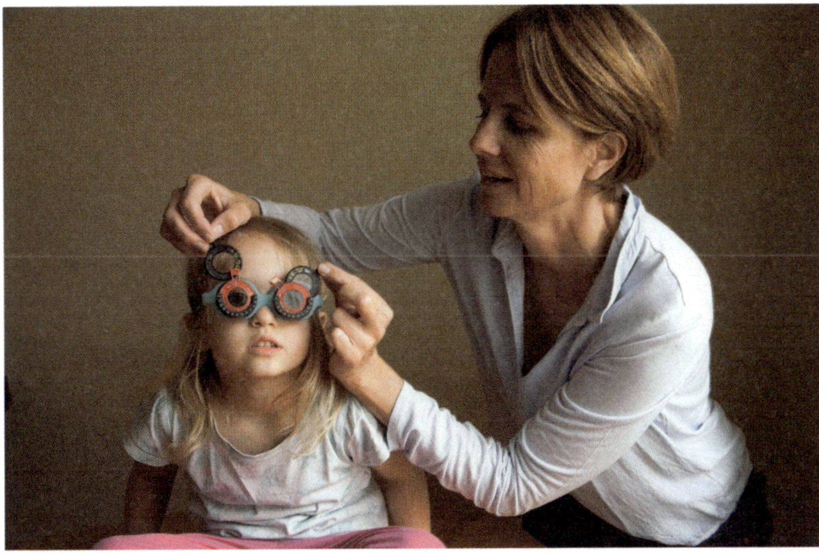

Regelmäßige Kontrollen und Therapien helfen bei Myopie

Der Aufenthalt im Freien und bei Tageslicht mit mehr als zehn Stunden pro Woche hemmt laut Studien außerdem die Myopieentwicklung. Kinder und Jugendliche sollten die Zeit vor den Bildschirmen reduzieren. Regelmäßige augenärztliche Kontrollen helfen außerdem, Myopie rechtzeitig zu erkennen, gegenzusteuern und Folgeerkrankungen zu verhindern.

Schielen bei Kindern und Babys

Schielen bei Neugeborenen ist normal und kein Grund zur Sorge

Nach der Geburt ist das Sehvermögen noch unvollständig ausgebildet. Es entwickelt sich erst im Laufe der ersten Lebensjahre. Völlig harmlos kann ein gelegentlich auftretendes Schielen beim Baby in den ersten drei Lebensmonaten sein. Bei Kindern unterdrückt das Gehirn den Seheindruck des schielenden Auges, um nicht doppelt zu sehen. Dadurch kann es aber zu Schwachsichtigkeit (Amblyopie) des schielenden Auges kommen. Schwachsichtigkeit bedeutet Einschränkung der Sehschärfe bei sonst gesundem Auge durch ein Entwicklungsdefizit der Sehfunktion. Eine Amblyopie muss so früh wie möglich erkannt und therapiert werden – am besten in den ersten zwei bis drei Lebensjahren.

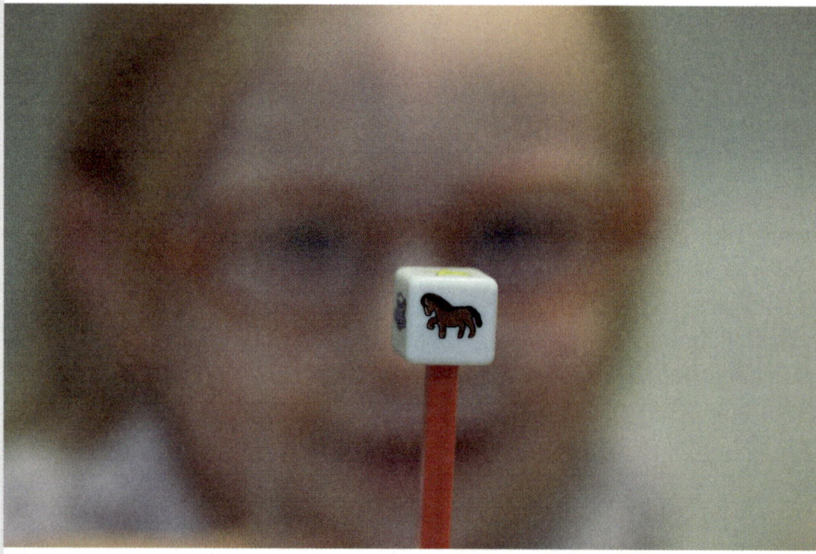

Schielen kann behandelt werden

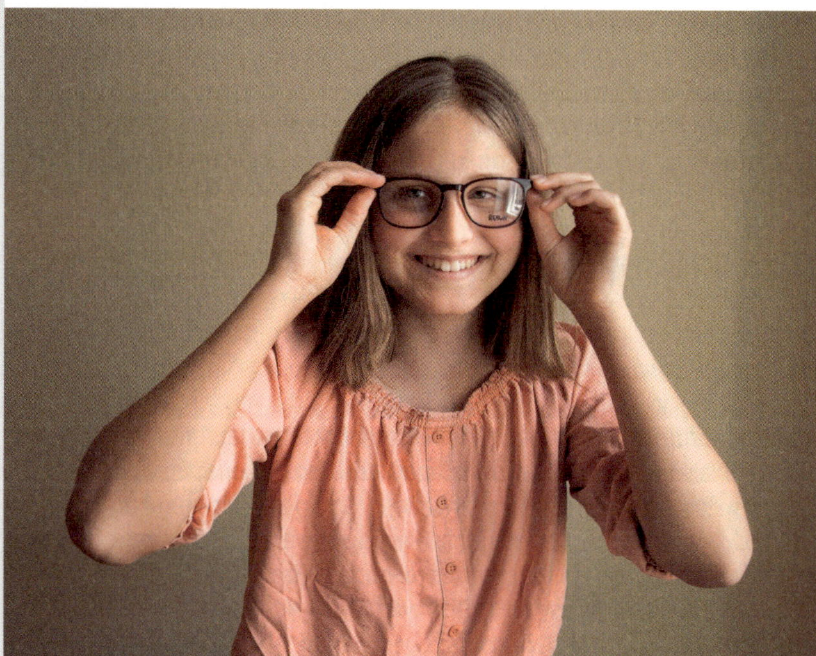

Kinder brauchen einen guten Durchblick

CVI – Cerebrale Visuelle Wahrnehmungsstörungen

Bei Cerebralen Visuellen Informationsverarbeitungsstörungen (CVI, cerebral visual impairment) kommt es zu einer Störung in der Weiterleitung oder Verarbeitung der visuellen Informationen im Gehirn.

„Cerebrale Visuelle Informationsverarbeitungsstörungen liegen vor, wenn aufgrund von einer oder mehreren Störungen der visuellen Funktionen Aktivitäten beeinträchtigt sind und/oder Probleme in der Teilhabe im alltäglichen Leben auftreten. Diese sind eine Folge von prüfbaren oder auch nicht prüfbaren Schäden oder einer abweichenden Entwicklung von einer oder mehreren Gehirnregionen." Diese Definition wurde nach der International Classification of Functioning, Disability and Health (ICF) im Jahr 2013 von einer niederländischen Expertengruppe von Royal Dutch Visio entwickelt [Quelle: Bundesministerium für Bildung und Frauen (2015) Das Kind mit Cerebralen Visuellen Informationsverarbeitungsstörungen CVI. Wien].

Bei CVI ist die Verarbeitung von visuellen Informationen gestört

Welche Symptome treten auf?

In der Schule nimmt die visuelle Aufmerksamkeit eine besondere Stellung ein. Schüler mit cerebral bedingten Sehstörungen fallen oft durch Unkonzentriertheit, Unaufmerksamkeit oder Leistungsverweigerung auf. Sie können ihre Sehleistung nicht effizient einsetzen. Dadurch verlieren sie rasch den Überblick, können sich im Heft nichts einteilen, ermüden sehr rasch bei Aufgaben und Situationen, die genaues Hinsehen erfordern. Denn gleichzeitiges Sehen und Zuhören können sie nicht bewerkstelligen.

Lesen als Hürde

Viele der Betroffenen haben Probleme beim Einschätzen von Größen, Längen, Distanzen sowie mit den Raumbegriffen rechts und links. Ebenso mangelt es ihnen an der gemeinsamen Koordination von Augen und Händen fürs Schreiben oder Zeichnen oder an der Fähigkeit für handwerkliche Tätigkeiten. Auftreten können auch Probleme beim Erkennen sowie Wiedererkennen von Details wie Formen Buchstaben, Objekten, Gesichtern, Wegen und Orten. Bei betroffenen Kindern kann der Lese-

Checkliste (Auswahl)

- Zeigt Ihr Kind schwankendes Sehverhalten?
- Hat Ihr Kind Schwierigkeiten Farben richtig zu erkennen?
- Hat Ihr Kind Schwierigkeiten beim Erkennen von Formen und/oder Objekten?
- Nimmt Ihr Kind eine auffällige Haltung beim Lesen oder Schreiben ein?
- Hat Ihr Kind Schwierigkeiten beim Lesen, obwohl es die Buchstaben erkennt?
- Hat Ihr Kind Schwierigkeiten beim Erlesen bestimmter Schriftarten?
- Hat Ihr Kind Mühe, von der Tafel richtig abzuschreiben?
- Sieht Ihr Kind oft einen Teil einer Seite oder eines Buches nicht?
- Läuft Ihr Kind öfters gegen Gegenstände?
- Hat Ihr Kind Probleme, Gesichter zu erkennen?
- Vermeidet Ihr Kind Blickkontakt (z.B. beim Händeschütteln)?

Mehr unter Link www.bmbwf.gv.at/Themen/schule/bef/sb/cvi_kind.html

Quelle: Bundesministerium für Bildung und Frauen (2015) Das Kind mit Cerebralen Visuellen Informationsverarbeitungsstörungen CVI. Wien

lernprozess deutlich verlangsamt oder erschwert sein. Häufig haben sie auch Schwierigkeiten mit dem ganzheitlichen Verarbeiten von Texten, da sie für das Buchstabe-für-Buchstabe-Lesen zu lange benötigen.

Risikofaktoren für CVI

- Schädigungen und Fehlbildungen des Gehirns durch Drogen- und Alkoholmissbrauch in der Schwangerschaft
- Frühgeburt, Sauerstoffmangel bei der Geburt, geringes Geburtsgewicht bei Termingeburt
- Schädel-Hirn-Traumen, Hirnblutungen
- Infektionen des zentralen Nervensystems
- Vergiftungen, Stoffwechselstörungen
- Hirndrucksteigerungen, Gehirntumore
- Epilepsie

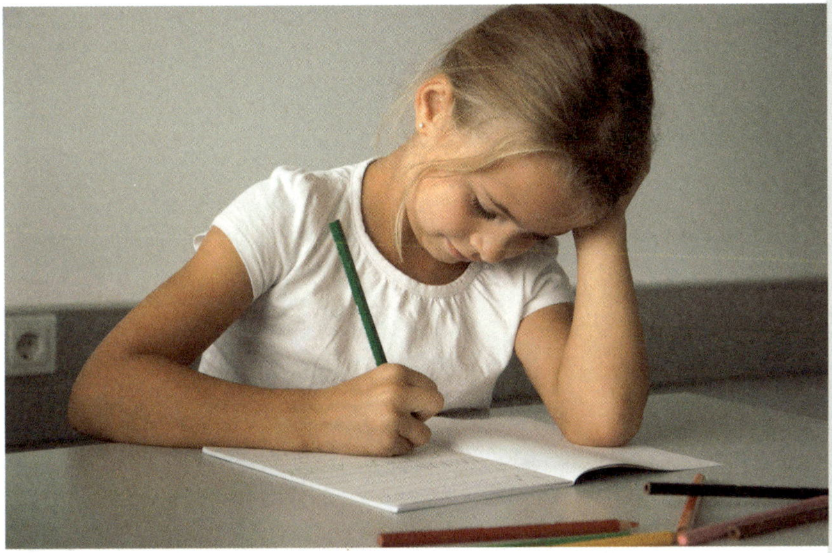

CVI verzögert die Wahrnehmung

Oft sind die visuellen Basisleistungen, die im augenärztlich-orthoptischen Befund erhoben werden, im Normbereich, obwohl das visuelle Verhalten auffällig ist. Visuelle Basisleistungen müssen zunächst überprüft und zum Beispiel mittels einer Brille therapiert werden. Bei der anschließenden Diagnostik müssen folgende Faktoren berücksichtigt werden:

- Sehschärfe, Akkommodation
- Gesichtsfeld, Farb- und Kontrastsehen
- Blickmotorik

Folgenschwere Beeinträchtigungen

Die Folge der cerebralen visuellen Informationsverarbeitungsstörungen ist eine sehr aufwendige und unvollständige visuelle Wahrnehmung, die sich auf die Bewältigung insbesondere von zeitkritischen Verkehrs-, Sport- und Spielsituationen auswirkt. Störungen des visuellen Gedächtnisses betreffen zum Beispiel das Arbeitsgedächtnis und die Merkfähigkeit, die Kinder fürs Abschreiben von der Schultafel und für viele Arbeitsaufträge aber benötigen.

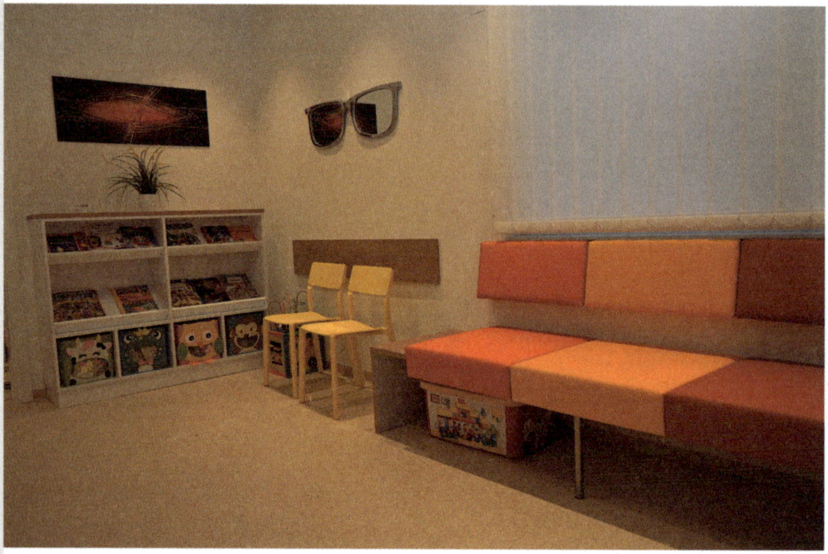
Horak-Neuberger

Das Wartezimmer einer Kinderaugenärztin soll die jungen Patientinnen und Patienten ablenken

Interdisziplinäre Diagnostik

Die Diagnostik von CVI ist sehr komplex und kann daher nur interdisziplinär erfolgen. Experten aus verschiedenen Fachrichtungen wie Orthoptisten, Ergotherapeuten, Kinderpsychologen, Kinderfachärzten, Kinderneurologen, Logopäden, Physiotherapeuten und Sonderpädagogen arbeiten dabei zusammen. Ihr gemeinsames Ziel sollte es sein, das bestmögliche Umfeld für die Betreuung der betroffenen Kinder und ihre Eltern zu schaffen.

Vorgehensweise bei Verdacht auf CVI

- Abklärung durch einen Facharzt für Augenheilkunde und Optometrie sowie durch einen Orthoptisten
- gegebenenfalls eine neurologische und/oder (neuro-) psychologische Untersuchung, wenn eine organische Störung ausgeschlossen werden konnte
- kinderpsychologische Begutachtung bezüglich Entwicklungsstand und Aufmerksamkeit

- Anamnese – bezugnehmend auf andere Erkrankungen oder Störungen
- genaue Beobachtung des Kindes über einen festgelegten Zeitraum – aufgezeichnet durch einen Lehrer
- Gespräch mit den Eltern oder den Erziehungsberechtigten über die weitere Vorgangsweise
- Kontaktaufnahme mit einem ausgebildeten Sehbehindertenpädagogen
- Erstellen eines sehbehindertenpädagogischen Gutachtens
- Erstellen eines Förderplanes unter Einbeziehung aller Beteiligten
- Veränderung oder Verbesserung der Rahmenbedingungen wie z.B. des Sitzplatzes, der Raumgestaltung, des Lichtbedarfs

Schüler mit CVI fallen durch Unkonzentriertheit, Unaufmerksamkeit und Leistungsverweigerung auf

Ablauf der Untersuchungen

- ausführliches Erstgespräch mit einem Orthoptisten
- orthoptische Untersuchung
- augenfachärztliche Untersuchung
- Termin für die Austestung der Untersuchungsergebnisse

Brille oder Kontaktlinsen?

Wie Sie das richtige Hilfsmittel für Ihre Fehlsichtigkeit finden.
Hier gibt es einen Überblick.

Eine große Auswahl für mehr Durchblick

Wer fehlsichtig ist, braucht eine Sehhilfe – denn nur sie hilft ihm oder ihr weiter. Die Auswahl sowohl an Brillen wie an Kontaktlinsen ist fast unüberschaubar groß. Hoher Tragekomfort und gute Qualität sind unverzichtbar.

Brillen: Mehr als ein modisches Accessoire

Wie viel die Brille zu Ihrer Lebensqualität beiträgt, merken Sie spätestens dann, wenn der Augenoptiker die zerbrochene Brille wieder repariert und Sie diese bald nutzen können. Über 70 Prozent der Menschen in Österreich tragen zu irgendeiner Zeit ihres Lebens eine Brille, da sie kurz- oder weitsichtig sind oder sie bei der Arbeit oder beim Sport brauchen. Eine Brille ist nicht mehr nur Mittel zum Zweck, sondern für viele auch ein modisches Accessoire.

Mit richtigem Sitz

Zwischen Bodensee und Neusiedler See gibt es über 1.100 Augenoptik-Betriebe, davon 860 inhabergeführte Unternehmen und 240 Optikerketten-Filialen. Eine gute Brille bekommen Sie in einer Filiale einer Optikerkette ebenso wie in einem Fachoptikergeschäft. Nicht nur der Preis, auch die Qualität und die Anpassung der Sehhilfe sind wichtig. Überprüfen Sie daher beim Kauf der Brille, ob sie Ihren Erwartungen entspricht. In den vergangenen Jahren hat der KONSUMENT sechs Online-Optiker unter die Lupe genommen (Brillenkauf beim Onlineoptiker – Trübes Ergebnis, KONSUMENT 11/2021).

Jede Brille sollte richtig sitzen – oft sind mehrere Besuche beim Optiker notwendig

Von einem guten Augenoptiker können Sie sich erwarten, dass er Ihnen für die Auswahl Zeit lässt. Er wird Sie über verschiedene Qualitätsmerkmale und Preisunterschiede informieren und auch dann noch freundlich bleiben, wenn Sie sich für eine Standardversion entscheiden.

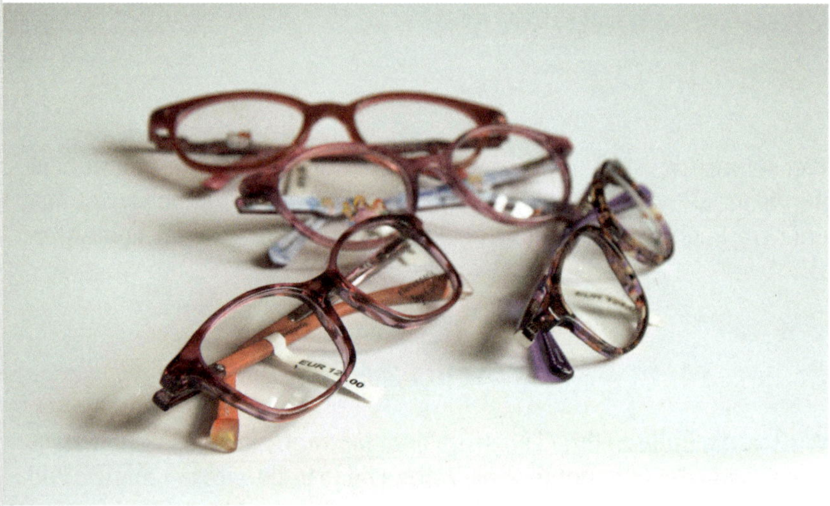

Eine Brille bringt Lebensqualität zurück

Was interessiert den Optiker?

- Für welche Zwecke benötigen Sie die Brille: für die Ferne oder die Nähe, bei der Arbeit, beim Sport, beim Autofahren, in der Freizeit?
- Welche Ansprüche stellen Sie an die Brille: Aussehen, Gewicht, Trageeigenschaften, Preis?
- Hatten Sie bereits eine Brille? Gab es Probleme mit den bisherigen Brillen?

Darüber sollte Sie der Optiker informieren

- Vor- und Nachteile der Brillenfassungen und -materialien – auch in Hinblick auf den Preis
- Vor- und Nachteile der Kunststoffbrillengläser und mineralischer Brillengläser
- Vor- und Nachteile der verschiedenen Brillentypen – angefangen etwa bei Einstärkenbrillen für Ferne und Nähe, über Computerbrillen, Autofahrerbrillen bis hin zu Gleitsichtbrillen
- Tipps, um sich rasch an die Gleitsichtbrille zu gewöhnen

- Verschiedene Brillenglasvergütungen wie z.B. Entspiegelung, Oberflächenhärtung oder schmutzabweisende Beschichtungen
- Allergien gegen bestimmte Materialien
- Hinweise zur Handhabung, Aufbewahrung und Pflege
- Preis der Brille nach Einzelposten (Fassung, Gläser, Sehschärfenbestimmung)
- Leistungen nach dem Kauf wie z.B. Garantiedauer auf Material und Herstellung und Serviceleistungen wie Nachjustieren oder Reinigen

Idealer Durchblick

Die neue Brille muss die Fehlsichtigkeit ausgleichen. Dazu muss der Optiker in einem ersten Schritt die Fehlsichtigkeit ermitteln, falls dafür nicht der Befund des Augenarztes vorliegt. Die Brillenfassung muss anatomisch angepasst und die Durchblickspunkte durch die Brillengläser müssen bestimmt werden, was eine Zeit lang dauert. Wenn zu einer Kurzsichtigkeit noch eine Hornhautverkrümmung hinzukommt, dauert es länger. Aufwendig und entsprechend zeitintensiv ist die Anpassung einer Gleitsichtbrille.

Wie geht der Optiker bei der Messung vor?

- In einem ersten Schritt werden Werte mit einem Computermessung ermittelt. Dann werden die exakten Dioptrienwerte mit einer Messbrille nach den Angaben des Kunden gemessen.
- Jedes Auge wird zunächst getrennt geprüft und dann das Zusammenspiel beider Augen.
- Jede Brillenfassung muss anatomisch gut angepasst werden, bevor die Gläser zentriert werden.
- Die Zentrierung der Gläser ist besonders wichtig. Befindet sich der optische Mittelpunkt des Brillenglases nicht vor der Pupille, kann es zu Sehproblemen kommen. Besonders anspruchsvoll ist die Zentrierung einer Gleitsichtbrille.
- Bei hohen Dioptrienwerten ist auch der Abstand zwischen Hornhaut und hinterem Glasscheitel, der Stelle der stärksten

Die Brillenfassung sollte zur Gesichtsform passen

Krümmung, wichtig, genauso wie die Durchbiegung und Vorneigung der Fassung. Werden diese Parameter nicht beachtet, können Sie trotz der richtigen Glasstärke nicht richtig sehen.
- Für einen optimalen Brillensitz müssen verschiedene Aspekte im Gesicht und am Kopf des Kunden vom Optiker berücksichtigt werden: Augenabstand, Schläfenbreite, Kopfbreite am Ohrenansatz sowie Nasenbreite. Bei einem unsymmetrisch geformten Gesicht erfordert das von ihm großes handwerkliches Geschick, um eine Brille anzupassen.

Im Zweifel kontrollieren

Wurde die Sehschärfenbestimmung sowie die Anpassung und Fertigung der Brille korrekt durchgeführt, werden Sie keine Sehprobleme mehr haben. Sollten Sie mit Ihrer neuen Brille nicht zufrieden sein, dann wenden Sie sich an Ihren Optiker. Einmal im Jahr sollten Sie Ihre Sehleistung und Ihre Brille in jedem Fall überprüfen lassen.

Erwartungen an eine neue Brille

Eine neue Brille sollte weder drücken noch verrutschen

- Im gewünschten Bereich wird scharf gesehen.
- Die Brille sitzt gerade – weder zu hoch noch zu tief; rutscht nicht von der Nase und drückt weder auf die Nase noch auf die Ohren.
- Die Brille berührt weder Augenbrauen noch Wimpern.
- Das Glas sitzt fest im Rahmen: Zwischen Rahmen und Glas gibt es keinen Spalt.

Die Einstärkenbrille

Mit einer Einstärkenbrille können Fehlsichtigkeiten für eine bestimmte Distanz wie Ferne, Computer und Nähe ausgeglichen werden. Der besondere Schliff des Brillenglases sorgt dafür, dass die ins Auge eintreffenden Lichtstrahlen exakt am richtigen Punkt auf der Netzhaut gebündelt werden. Das Sehen wird dadurch wieder scharf. Besteht eine Hornhautverkrümmung (Astigmatismus), kann sie mithilfe eines Spezialschliffes der Gläser ausgeglichen werden. Einstärkenbrillen sind einfacher herzustellen als Mehrstärkenbrillen. Heute erlauben es moderne Fertigungstechniken, auch bei höheren dioptrischen Werten ästhetisch schöne und leichte Gläser herzustellen.

In der Nähe und Ferne

Menschen, die in der Ferne ohne Brille gut sehen können oder die bereit sind, mit der Brille für die Ferne und der für die Nähe abwechselnd zu hantieren, können auch ihre Alterssichtigkeit mit Einstärkenbrillen gut korrigieren. Das kann für Menschen günstig sein, die längere Zeit bei einer Tätigkeit bleiben, bei der sie nur in einem bestimmten Bereich präzise schauen müssen. Auch die Halbbrille ist eine Einstärkenbrille. Sie sitzt meist auf halber Höhe der Nase, sodass man durch sie hindurch Naheliegendes betrachtet, während man für den Blick auf Entfernteres über sie hinwegschaut. Eine Halbbrille eignet sich, wenn man für die Fernsicht keine Brille braucht oder wenn Kontaktlinsen für gutes Sehen in der Ferne sorgen.

Die Halbbrille ist eine Einstärkenbrille

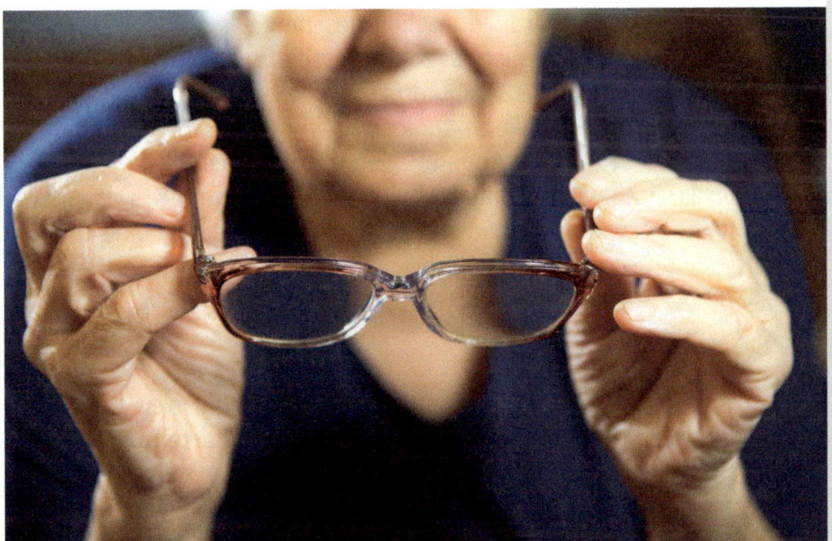

Brillen müssen gut sitzen

Individuelle Anpassung

Brillen von der Stange müssen laut EU-Verordnung Mindestkriterien erfüllen

Wenn Sie mit einer Einstärkenbrille längere Zeit lesen oder sie bei lang andauernden Arbeiten aufsetzen, sollte sie wie jede andere Brille individuell angepasst sein. Wer die Nahbrille jedoch nur selten und nur für kurze Zeit braucht, greift manchmal auch zu einer Fertiglesebrille. Solche Fertigbrillen gibt es mittlerweile nicht nur beim Optiker, sondern sind auch in Drogerien oder in anderen Geschäften erhältlich. Oft hängen sie hier an einer Stange. Dass die Dioptrienwerte und die Einschleifparameter nur in den seltensten Fällen genau stimmen, muss bei einer Fertiglesebrille allerdings in Kauf genommen werden. Gemäß einer EU-Verordnung müssen auch Fertiglesebrillen bestimmte Mindestkriterien erfüllen. Dies wird durch die CE-Kennzeichnung nachgewiesen.

Die Mehrstärkenbrille

Brauchen Sie für das Sehen in Ferne und Nähe unterschiedliche Korrekturen, können Sie beide Elemente in einem Glas vereinen lassen. Üblich sind Zwei- und Dreistärkenbrillen. Meist ist der obere Teil für die Fernsicht geschliffen und der untere Teil für die Nahsicht. Für spezielle Tätigkeiten sind auch Varianten möglich. So kann zum Beispiel für Menschen, die bei ihrer Arbeit ständig etwas präzise erfassen müssen, was über der Augenhöhe liegt, die Nahkorrektur im oberen Teil des Glases angebracht werden.

Auch die Größenverteilung der beiden Glasbereiche lässt sich variabel gestalten. So kann es für jemanden, der im Nahbereich eine größere Fläche überbrücken muss, hilfreich sein, wenn der dafür benötigte Glasanteil größer angelegt ist als sonst bei solchen Brillen üblich.

Mit Fern- und Nahteil

Beim Zweistärkenglas (Bifokalbrille) ist auf der Vorderseite des Grundglases, das die Fernkorrektur enthält, ein Nahteil aus höher brechendem Glas eingeschmolzen. Dieser Nahteil kann die Form eines Kreises oder Kreissegments haben und ist sichtbar, jedoch nicht fühlbar. Eine scharfe

Trennungslinie, wie sie früher bei Zweitstärkenbrillen verwendet wurde, gibt es bei diesen Gläsern nur noch dann, wenn sie aus Kunststoff sind.

Bei einer anderen Herstellungsart wird der Nahteil direkt in das Grundglas mit der Fernkorrektur eingeschliffen. Dabei entsteht eine sichtbare und fühlbare Stufe. Die Oberkante des Nahteils kann gerade oder gebogen sein. Mit dieser Technik lassen sich auch Mehrstärken-Kunststoffgläser herstellen.

Springende Bilder

Vor allem Personen, die zum ersten Mal eine Mehrstärkenbrille tragen, empfinden eine Unstetigkeit beim Sehen als sehr störend: den sogenannten Bildsprung. Er tritt auf, wenn man in die Ferne geschaut hat und nun den Blick senkt. Beim Übergang des Blicks „springt" das Bild nach oben: Meist sind die gesehenen Bilder auch unterschiedlich groß. Viele gewöhnen sich nach einiger Zeit an diese Art zu sehen. Die anderen können auf geschliffene Mehrstärkengläser umsteigen, die sich heute ohne Weiteres so herstellen lassen, dass kein Bildsprung auftritt. Allerdings kosten diese Gläser auch mehr.

Das Tragen von Mehrstärkenbrillen ist gewohnheitsbedürftig

Aller guten Dinge sind drei

Die Dreistärkengläser (Trifokalbrille) hat zusätzlich zum Nah- und Fernsichtteil noch einen mittleren Teil für das Sehen in der Entfernung, die zwischen den beiden Bereichen liegt. Meist ist das eine Distanz von 50 Zentimeter bis zu einem Meter, auf die sich die weniger elastischen Augenlinsen nicht mehr einstellen können. Eine solche Korrektur kann sinnvoll erscheinen, wenn laufend zwischen nahen, mittleren und fernen Sehbereichen gewechselt werden muss, diese aber präzise erfasst werden müssen. Das trifft beispielsweise für viele handwerkliche Tätigkeiten zu, aber auch etwa für Orchestermusiker.

Sehr gewohnheitsbedürftig. Der Nachteil der Dreistärkenbrille ist, dass sich drei Korrekturen die beschränkte Größe eines Brillenglases teilen müssen. Die Bereiche, durch die gesehen wird, sind relativ klein. Auch muss sich das Auge an die Übergänge gewöhnen. Die Trifokalbrille wurde inzwischen – noch mehr als die Bifokalbrille – fast vollständig durch die Gleitsichtbrille ersetzt.

Die Gleitsichtbrille

In einer Gleitsichtbrille sind die Korrekturen stufenlos ausgeführt

Eine Gleitsichtbrille vereint mehrere Sehlösungen in einem Brillenglas. Sie bietet gleichzeitig eine Korrektion für das Sehen in der Ferne, zum Beispiel eine Korrektion der Kurzsichtigkeit oder der Weitsichtigkeit, und eine Korrektion für die Nähe zum Lesen, zum Beispiel bei Alterssichtigkeit. Lästiges Tauschen von Fern- und Nahbrille entfällt mit einer Gleitsichtbrille. In einer Gleitsichtbrille verlaufen die Korrekturzonen stufenlos von oben nach unten bzw. von der Fern- zur Nahsicht. Da keine Kante beim Übergang von der Fern- zur Nahzone sichtbar ist, wirkt das Glas wie ein Einstärkenglas. Alle Gleitsichtgläser sind im unteren Sehbereich stärker gekrümmt.

Lassen Sie sich nicht irritieren

Der störende Bildsprung bei Zwei- und Dreistärkenbrillen tritt bei einer Gleitsichtbrille nicht mehr auf. Dafür gibt es am Rand Bildunschärfen und -verzerrungen, die Träger solcher Brillen manchmal irritieren. Sie entstehen, wenn der Blick seitlich durch die Randzonen fällt. Je schmaler die Übergangszone zwischen dem Nah- und dem Fernbereich ist, desto größer werden die seitlichen Unschärfen. Es gilt die Faustregel: Je hochwertiger ein Brillenglas ist, desto schmaler der unscharfe Randbereich. Im besten Fall ist der Übergang sanft gleitend.

Anpassung und Ausmessung

Ist die Gleitsichtbrille gut ausgemessen und angepasst worden, gewöhnen sich die meisten Menschen nach einer kurzen Eingewöhnungszeit sehr gut an sie. In manchen Fällen kann es vorkommen, dass trotz aller Bemühungen des Optikers der Träger sich nicht an die Gleitsichtbrille gewöhnt. Gegebenenfalls werden dann die unverträglichen Gleitsichtgläser gegen andere Glastypen ausgetauscht.

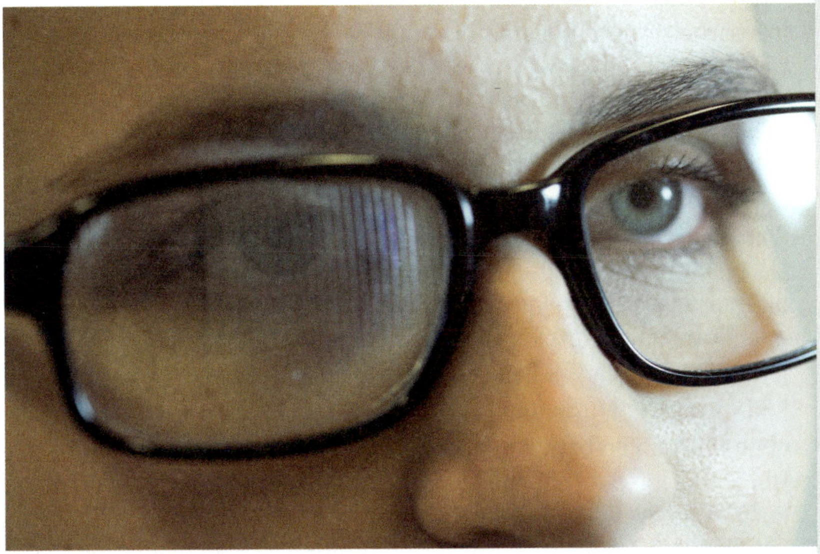

Für längere Bildschirmarbeit ist die Gleitsichtbrille eher weniger geeignet, denn die Glasstärke im oberen Bereich ist ja für die Ferne und nicht für die Distanz zum Bildschirm ausgelegt.

Eingewöhnung braucht Zeit

Am besten vertragen diejenigen eine Gleitsichtbrille, die sich für sie entscheiden, wenn sie zum ersten Mal eine Nahkorrektur benötigen. Zu diesem Zeitpunkt ist der Nahzusatz noch sehr gering und die damit verbundenen seitlichen Unschärfen ebenso. Wenn dann eine stärkere Korrektur erforderlich wird, haben sie sich an diese Art des Sehens bereits gewöhnt. Gleitsichtbrillen muss der Optiker besonders sorgfältig anpassen, damit der Blick des Brillenträgers bei seiner für die jeweilige Sehdistanz typischen Kopfhaltung genau durch den dafür vorgesehenen Glasabschnitt fällt. Wenn diese Zentrierung nicht auf Bruchteile von Millimetern genau gelingt, sieht man unscharf und verzerrt. In der Folge können dann Beschwerden auftreten: tränende, schmerzende Augen, Kopfschmerzen; womöglich auch das Sehen von Doppelbildern.

Eine Gleitsichtbrille muss sorgfältig angepasst werden

Mit einer Gleitsichtbrille ist man für die meisten Sehaufgaben des täglichen Lebens gut versorgt. Deshalb wird sie oft auch als „Universalgleitsichtbrille" bezeichnet. Für spezielle Sehaufgaben gibt es zusätzliche Brillen mit besonderen Gleitsichtgläsern wie die Bildschirmarbeitsplatzbrille oder Brillen für Autofahrer.

Was kostet eine Gleitsichtbrille?

Eine gute Gleitsichtbrille darf auch mehr kosten

Gleitsichtgläser sind relativ teuer. Gute Marken-Gleitsichtbrillengläser gibt es aber schon ab 200 Euro inklusive Beratung, Vermessung und Anpassung. Eine Brille mit individuell berechneten Gleitsichtgläsern kann bis zu 1.200 Euro kosten. Sparen sollte man nicht beim Kauf. Denn eine billige Brille kann teuer werden, wenn sie den Anforderungen nicht entspricht.

Unterschiede beim Gleitsichtglas. Beim einfachen Gleitsichtglas ist der nutzbare Sehbereich am kleinsten. Das bedeutet reduzierten Sehkomfort und eine längere Eingewöhnungszeit. Bei einem Gleitsichtglas in mittlerer Qualität sind alle Sehbereiche gut nutzbar und verfügen über große Sehfelder. Das bedeutet guten Sehkomfort und eine hohe Spontanverträglichkeit. Das individuelle Gleitsichtglas ist die Königsklasse unter den Gleitsichtgläsern. Es ist sehr aufwendig in Entwicklung, Design und Fertigung. Sowohl bei der optischen Abbildungsqualität als auch beim Sehkomfort sind diese Gläser am besten.

Wer braucht eine Gleitsichtbrille?

- Alterssichtige, die häufig zwischen verschiedenen Sehabständen hin- und herwechseln müssen
- Alterssichtige, die auf eine Lesebrille verzichten wollen
- Kurzsichtige, Weitsichtige oder Menschen mit einer korrekturbedürftigen Hornhautverkrümmung, die alterssichtig werden; hier ersetzt die Gleitsichtbrille gleich zwei Brillen: eine Brille für die Fernsicht und eine Lesebrille
- Normalsichtige, die bisher noch keine Brille getragen haben, aber alterssichtig werden; die Fernzone der Gleitsichtgläser wird dann mit einem Dioptrienwert nahe null gefertigt

Tipps für das Tragen einer Gleitsichtbrille

- Blicken Sie zum Lesen nur nach unten, neigen Sie dabei nicht den ganzen Kopf.
- Beim Blick zur Seite ist es günstiger, wenn Sie nicht nur die Augen bewegen, sondern den gesamten Kopf ein wenig mitnehmen.
- Schauen Sie beim Gehen nach vorne, keinesfalls nach unten.
- Gehen Sie Stiegen hinunter, müssen Sie den Kopf nach unten neigen, da sich die richtige Korrektur oben im Gleitsichtglas befindet.
- Der exakte Sitz einer Gleitsichtbrille ist entscheidend. Wenn sie verbogen ist, lassen Sie sie von einem Optiker richten.

Brillen für die Jüngsten

Das Angebot an schönen Baby- und Kinderbrillen ist groß. Eine Brille soll dem Kind nicht nur gefallen, weil es sie sonst ablehnt und nicht tragen will, sondern muss auch anatomisch gut passen und sollte auch leicht sein. Die Sehstärke muss nach mindestens einem Jahr erneut überprüft werden. Für Kinderbrillen gelten die gleichen Kriterien wie für jene für Erwachsene. Stabilität, Flexibilität und Bruchfestigkeit sind besonders wichtig. Kindersonnenbrillen müssen außerdem einen UV-Schutz haben.

Die Sehstärke von Kindern muss nach einem Jahr überprüft werden

Tipps für Kinderbrillen

- Bruchsichere Gläser aus Kunststoff gewährleisten Sicherheit.
- Ein flexibler Nasensteg mit möglichst großer und weicher Auflage hilft Druckstellen zu vermeiden.
- Mit elastischen Ohrbügeln, die fast bis zum Ohrläppchen reichen, wird die Brille rutschsicherer.
- Eine Entspiegelung ist sinnvoll.
- Bei sehr aktiven Kindern empfiehlt sich eine Brille aus elastischem Titan, damit sie sich wieder zurückbiegen lässt.

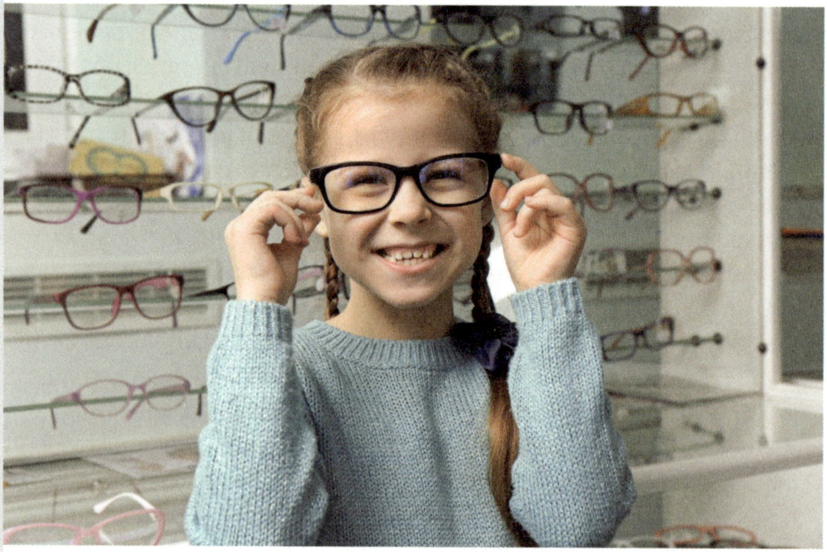

Africa Studio/Shutterstock.com

Das Angebot an Kinderbrillen ist groß

Brillengläser zum Myopiemanagement

Neu am Markt sind seit einiger Zeit Brillengläser, die das Wachstum des Augapfels und die Zunahme der Kurzsichtigkeit bei Kindern eindämmen. Damit soll das Risiko für schwerwiegende Augenerkrankungen im Erwachsenenalter reduziert werden. Diese besonders geschliffenen Gläser korrigieren gleichzeitig die Fehlsichtigkeit und bremsen auch das Augenlängenwachstum.

Schutz vor oben: Sonnenbrillen

UV-Licht kann Binde- und Hornhaut schädigen

Das UV-Licht ist eine unterschätzte und unsichtbare Gefahr: Es kann zu Gewebeschäden an Bindehaut und Hornhaut führen und auf lange Sicht sogar einen grauen Star (Katarakt) hervorrufen. UV-Strahlen gelten auch als Mitverursacher von Hautkrebs. Zudem beschleunigen sie das Älterwerden: 90 Prozent der sichtbaren Hautalterung an empfindlichen Stellen, wie zum Beispiel der Augenpartie, wird durch sie ausgelöst. Bekommt etwa die Hornhaut zu viel Sonne ab, kann sie, wie die normale

Haut, einen Sonnenbrand erleiden. Mehrere Stunden danach beginnen etwa die Augen zu brennen und tränen und man sieht eventuell unscharf.

Ebenfalls langfristig kann die Netzhaut im hinteren Teil der Augen in Mitleidenschaft gezogen werden. Wird sie beschädigt, kann das zur Erblindung (Makuladegeneration) führen. Besonders gefährdet sind hier Menschen mit hellen Augen, da die Strahlen leichter als bei dunklen durch die Iris bis zur Netzhaut nach hinten dringen können.

UV-Schutz für Kinder

Für Kinder gilt ganz besonders, dass sie Sonnenbrillen tragen sollten, um ihre Netzhaut zu schonen. Denn auch den Augen von Kindern kann das UV-Licht der Sonne schaden. Bei ihnen bilden sich die schützenden Pigmente nämlich erst im Laufe der Jahre. Den besten Schutz bieten Kindersonnenbrillen mit gerundeten Gläsern und breiten Bügeln, die das Auge vor seitlich einfallendem Sonnenlicht abschirme (Kindersonnenbrillen – Unverzichtbarer Schutz, KONSUMENT 7/2018).

Gerundete Gläser und breite Bügel schützen Kinderaugen vor UV-Strahlung

In jeder Jahreszeit

Nicht nur im Sommer, sondern das ganze Jahr über sind unsere Augen der UV-Strahlung ausgesetzt – selbst bei starker Bewölkung. Denn UV-Strahlung gibt es zu jeder Jahreszeit. Bis zu 40 Prozent der UV-Belastung entstehen, wenn wir uns nicht in direktem Sonnenlicht aufhalten, also auch im Schatten. Außerdem reflektieren neben Schnee, Wasser und Sand auch Wolken, Straßen oder Glasfronten die UV-Strahlen. Diese fallen schräg in das Auge, ohne von uns wahrgenommen zu werden.

Fünf Tönungsstufen bei Sonnenbrillen

- **Kategorie 0.** 0 bis 20 Prozent Lichtabsorption: sehr heller Filter, für leichten Lichtschutz etwa bei bewölktem Himmel und für abends.
- **Kategorie 1.** 20 bis 57 Prozent Lichtabsorption: heller bis mittlerer Filter, gut geeignet für bedeckte Tage und wechselndes Wetter.

- **Kategorie 2.** 57 bis 82 Prozent Lichtabsorption: dunkler Universalfilter, besonders geeignet für den Sommer, der perfekte Blendschutz für unsere Breitengrade.
- **Kategorie 3.** 82 bis 92 Prozent Lichtabsorption: sehr dunkler Filter, gut geeignet für südliche Gefilde, helle Wasserflächen, den Strand und die Berge.
- **Kategorie 4.** 92 bis 97 Prozent Lichtabsorption: extrem dunkler Filter, zu dunkel für den Straßenverkehr, doch geeignet für Hochgebirge und Gletscher und bei Schnee.

Farben bei Sonnenbrillen

- **Braune, graue und grüne Gläser** sind universell einsetzbar und sehr beliebt für Allzweck-Sonnenbrillen. Sie verfälschen die Farben der Umgebung am wenigsten.
- **Gelb- und orangefarbene Brillengläser** erhöhen die Kontraste. Auch bei wechselnden Lichtverhältnissen – etwa plötzlichem Nebel – ist die Sicht noch detailgenau. Jedoch: Nicht jeder fühlt sich wohl damit und auch der Blendschutz ist eher gering.
- **Blaue Gläser** bieten einen leichten Blendschutz bei klarer Sicht und sind bei Schwimmbrillen eine gute Wahl.
- **Farblose Gläser** schützen die Augen und verfälschen die Umgebungsfarbe nicht. Sie sind für den Indoor-Sport geeignet, weniger für Sport im Freien, da der Blendschutz fehlt.

Augen sollten vor direkter Sonneneinstrahlung geschützt werden

Vier Möglichkeiten, die Augen zu schützen

Es gibt mehrere Optionen, wenn man gleichzeitig die Augen schützen möchte und eine optimale Sehkorrektur braucht.

- **Optische Sonnenbrillen.** Die beliebteste Lösung ist die Sonnenbrille; dabei soll auf die Bezeichnung UV-400 oder 100 Prozent UV-Schutz geachtet werden.
- **Kontaktlinsen mit UV-Schutz.** Linsen decken nur einen Teil der Augen ab. Daher sollten sie mit nicht optischen Sonnenbrillen mit UV-Schutz kombiniert werden.

- **Sportbrillen.** Besonders sinnvoll sind großflächige Modelle, die sich um den Kopf wölben und möglichst viel schädliches Licht absorbieren.
- **Selbsttönende Gläser.** Sie sind weniger geeignet in Situationen, wo ein rascher Wechsel vom Schatten ins Licht stattfindet, da die Gläser mit Verzögerung reagieren.

Mit Sehstärke oder Korrektionsbrille

Brillenträger können sich eine Sonnenbrille mit passenden Korrektionsgläsern in ihrer Stärke anfertigen lassen. Derartige Scheiben können dank modernster Produktionsverfahren mit passender Korrektion gefertigt werden. Auch auf selbsttönende Gläser müssen Fehlsichtige nicht verzichten. Für Träger einer Gleitsichtbrille besteht ebenfalls die Möglichkeit, sich eine getönte Gleitsicht-Sonnenbrille anzuschaffen. Die Kosten sind jedoch im Vergleich zu anderen Sonnenbrillen ziemlich hoch.

Jede normale Brille lässt sich auch mithilfe eines getönten Clips zur Sonnenbrille „aufrüsten". Der Clip wird einfach auf die eigene Brille gesetzt. Nachteil ist die geringe Abschirmung. Um ausreichend vor UV-Licht zu schützen, sollte eine gute Sonnenbrille nah am Kopf liegen und auch den seitlichen Einfall des Lichts verhindern. Korrektionsbrillen für den täglichen Gebrauch haben aber nur selten die entsprechende Form (Sonnenbrillenkauf – Unverzichtbarer Schutz, KONSUMENT 4/2020).

Normale Brillen lassen sich mit Clips zur Sonnenbrille aufrüsten

Für in- und outdoor: Sportbrillen

Experten schätzen, dass etwa 40 Prozent aller fehlsichtigen Outdoor-Sportler beim Sport komplett auf eine optische Sportbrille oder Kontaktlinsen verzichten – ein Fehler, denn gerade beim Sport ist das Verletzungsrisiko sehr hoch und ohne passende Korrektur umso mehr.

Die Auswahl an Sonnenbrillen ist sehr groß. Wenn Sie beim Sport nicht auf Kontaktlinsen ausweichen, sondern weiterhin eine Brille tragen wollen, brauchen Sie aber ein passendes Sonnenbrillen-Modell. Für fast jede Disziplin, und es kommen ja immer wieder neue Trendsportarten hinzu, bieten Hersteller geeignete Modelle. Sportbrillen gibt es bereits ab 3 Euro beim Diskonter. Preis und Qualität stimmen nicht immer überein. Jedenfalls kann man auch um 30 Euro eine gute Brille bekommen.

Die Brille soll nicht vom Kopf fallen, wenn Sie laufen und springen, und sie darf beim Schwitzen nicht beschlagen, sodass sie Ihnen die Sicht nimmt. Auch soll sie robust und möglichst schlagfest sein. Sind Sie Wassersportler, brauchen Sie einen Tropfschutz.

Welche Anforderungen muss eine gute Sportbrille erfüllen?

- Ein elastisches Trageband erhöht den Tragekomfort.
- Der Bügel muss ums Ohr herumführen und sich an die Kopfform anatomisch anpassen.
- Die Bügelenden sollten mit rutschfestem Material beschichtet sein, damit die Brille nicht verrutscht, wenn der Schweiß rinnt oder bei ruckartigen Bewegungen.
- Gläser und Fassung sollen aus bruchsicherem Kunststoff (Polycarbonat) bestehen.
- Eine Sportbrille schützt nicht nur vor Feinstaub, Wind und Pollen, sondern auch vor UV-Licht (CE-Kennzeichnung auf der Bügelinnenseite).
- Die Tönung der Gläser soll sich an die Lichtverhältnisse anpassen.
- Eine Sportbrille muss leicht sein und bequem sitzen.
- Gläser dürfen nicht beschlagen.
- Entspiegelte Gläser reduzieren die Blendeffekte.
- Gekrümmte Gläser schützen vor seitlichem Lichteinfall.

Sportbrillen gibt es in verschiedenen Arten

Welche Arten von Sportsonnenbrillen gibt es?

Unterschieden wird zwischen reinen Sportsonnenbrillen, die mit Korrektionsfunktion kombiniert werden können, Sportbrillen für drinnen (indoor) und für draußen (Outdoorbereich) und speziellen Modellen für Wassersport und Wintersport. Drei verschiedene Systeme der Verglasung haben sich in der Praxis bewährt.

Direktverglasung. Die Korrekturgläser werden fest eingearbeitet. Mit dieser Verglasungsart lassen sich fast alle Arten und Werte der Fehlsichtigkeit ausgleichen. Das funktioniert mittlerweile auch bei stark durchgebogenen Scheiben (möglich von –4 bis +4 Dioptrien). Auch Gleitsichtgläser lassen sich in Sportbrillen einfassen. Bei Sportarten, wo oft zwischen Sehen im Nah- und im Fernbereich gewechselt wird, sind Gleitsichtgläser oft nicht so geeignet. Sie können das Unfallrisiko erhöhen.

Gleitsichtgläser lassen sich auch in Sportbrillen einpassen

- **Vorteile.** Großes Blickfeld und guter Blendschutz, hoher Tragekomfort
- **Nachteile.** Festlegung auf eine Glasfarbe notwendig, Kosten meist höher als beim Clip-in-System

Adapterverglasung. Dabei werden die Originalgläser der Sportbrille gegen speziell gefertigte Korrektionsgläser ausgetauscht. Dieses System eignet sich besonders für Fehlsichtige, die häufig zwischen Brille und Kontaktlinse wechseln.

- **Vorteile.** Größeres Sichtfeld als bei der Clip-in-Variante; preiswerter und mit mehr Verglasungsauswahl als bei der Direktverglasung
- **Nachteile.** Gläser sitzen nicht ganz sicher; Festlegung auf eine Farbtönung notwendig, Gläser meist teurer als Clip-in-Variante

Clip-in-Systeme. Dabei werden die optischen Korrektionsgläser direkt innen in die Sportsonnenbrille angeklipst. Getragen wird dann eine Fassung mit zwei Gläsern; die optischen, farblosen Gläser befinden sich dicht vorm Auge – die Sonnengläser davor.

- **Vorteile.** Bei wechselnden Wetterverhältnissen unkomplizierte Anpassung der Brille möglich; geeignet für Fehlsichtige mit hohen Dioptrienwerten; Nutzung sowohl mit Sehstärkengläsern als auch mit Kontaktlinsen möglich
- **Nachteile.** Gläser der Clip-ins verschmutzen leicht, da sehr dicht an den Augen liegend; Scheiben kleiner als

bei Korrektions-Festverglasung, an den Randbereichen Einschränkungen der Sicht möglich

Auf die passenden Farbfilter kommt es auch an

Sportbrille ist nicht gleich Sportbrille. So benötigt man z.B. fürs Radfahren eine andere Brille als fürs Wandern.

Radfahrer brauchen eine andere Sportbrille als Skifahrer

- **Gelb- und orangefarbene Brillengläser** erhöhen die Kontraste und eignen sich für Mountainbiking, Trekking, Golf, Bergwandern, Klettersport und auch Motorsport.
- **Gelbe Gläser** wirken aufhellend und eignen sich bei Radsport und beim Skifahren.
- **Braune Gläser** sind universell einsetzbar und besonders wirkungsvoll bei hellem Licht. Sie eignen sich für den Rad- und Motorsport.
- **Blaue Gläser** bieten einen leichten Blendschutz bei klarer Sicht und sind bei Schwimmbrillen eine gute Wahl.
- **Graue Gläser** verringern die störende Blendung, haben ansonsten eine relativ neutrale Filterwirkung. Im Vergleich zu braunen, rötlichen oder orangefarbenen Scheiben ist die Kontrastwirkung geringer.
- **Farblose Gläser** schützen die Augen und verfälschen die Umgebungsfarbe nicht. Sie sind für den Indoor-Sport geeignet, weniger für Sport im Freien, da der Blendschutz fehlt.
- **Verlaufs-Tönungen** sorgen für eine Lichtdämpfung im oberen Bereich des Glases und eine hellere Tönung im unteren Bereich.

Handhabung und Pflege einer Sportsonnenbrille

- Setzen Sie die Sportsonnenbrille am besten mit beiden Händen auf; dann ist die Gefahr gering, dass sie sich verbiegt. Wird die Sportbrille auf den Kopf oder in die Haare geschoben, kann es passieren, dass sich die Bügel verschieben. Infolgedessen sitzt sie nicht mehr so gut, wie sie sollte.

- Legen Sie die Sportbrille so ab, dass sie nicht auf den Gläsern liegt, da sie sonst zerkratzt werden.
- Bewahren Sie die Sportbrille immer in einem stabilen Etui auf, das ausreichend Platz bietet. In weichen Hüllen können sich die Bügel verbiegen.
- Schützen Sie vor allem Sportbrillen mit Kunststoffgläsern vor allzu großer Hitze. Lassen Sie diese nicht im Auto liegen.
- Alle Arten von Gläsern reinigen Sie am besten unter fließendem Wasser und mit etwas Spülmittel. Besonders Kunststoffgläser zerkratzen leicht, wenn sie nur mit einem Tuch abgetrocknet werden.

Die Kantenfilterbrille

Kantenfilterbrille wird Sehschwachen empfohlen

Menschen mit besonderen Sehschwächen benötigen oftmals eine weitere Unterstützung, um ihre Augen vor intensiver Lichteinstrahlung zu schützen. Ansonsten werden sowohl die Sehschärfe als auch die Wahrnehmung von Kontrasten beeinträchtigt. Eine Kantenfilterbrille schafft Abhilfe. Ihr Glas ist auf eine spezielle Weise getönt und filtert dadurch bestimmte Farben des sichtbaren Lichts vollständig heraus.

Brillengläser mit Kantenfilter sind bei verschiedenen Sehschwächen zu empfehlen. Dazu gehört auch die Makuladegeneration, eine Erkrankung der Netzhaut, bei der die Sehschärfe und die Lesefähigkeit abnehmen. Auch Kinder können Kantenfilterbrillen tragen, etwa bei Farbenblindheit.

Blaulichtfiltergläser

Blaulicht gehört mit einer Wellenlänge von 380 bis 500 Nanometern zum sichtbaren Teil der elektromagnetischen Strahlung. Es ist kurzwellig und liegt im Lichtspektrum direkt neben der gefährlichen, nicht sichtbaren UV-Strahlung. Besonders der hochenergetische (HEV = high energy visible) blau-violette Wellenbereich von 415 bis 455 Nanometern kann die Augen belasten.

Mit der Blaulichtfilter-Technologie werden die unerwünschten HEV-Strahlen reflektiert. Dies geschieht mit Beschichtungen auf dem Brillenglas oder als Tönung im Brillenglas. Der Blaulichtfilter ist an einer leicht gelblichen Tönung erkennbar.

Schärfer und entspannter Sehen

Gelb-orangefarbene Sonnenbrillengläser mit Blaulichtfilter schwächen die Blauanteile des Lichts ab einer bestimmten Wellenlänge sehr stark – bestens bekannt aus dem Wintersport. Die anderen, weniger auffälligen Filterbrillen haben eine Tönung von etwa zehn Prozent. Die klaren Gläser reflektieren einen Teil des Lichts im blauen Bereich und eignen sich für den ganzen Tag. Kontraste werden dadurch stärker wahrgenommen und Blendungen reduziert. Die Trägerinnen und Träger sehen gefühlt schärfer und entspannter.

Bildschirmarbeitsbrille oder Computerbrille

Eine Computerbrille ist für jene empfehlenswert, die am Bildschirm arbeiten

Über 80 Prozent der Menschen, die täglich länger als drei Stunden vor dem PC sitzen, klagen über Beschwerden wie Kopfschmerzen, gerötete oder auch trockene Augen. Auch ermüden sie rasch und werden lichtempfindlich. All das können Hinweise darauf sein, dass die betroffene Person eine Sehhilfe benötigt. Eine Bildschirmarbeits- oder Computerbrille ist eine Sehhilfe für eine Sehdistanz von etwa 60 bis 90 cm zwischen Augen und Bildschirmgerät.

Zehn Minuten Pause

Die Bildschirmarbeitsverordnung schreibt vor, dass nach jeweils 50 Minuten ununterbrochener Bildschirmarbeit ein Tätigkeitswechsel oder, wenn das nicht möglich ist, eine Pause im Ausmaß von jeweils mindestens 10 Minuten erfolgen muss. Eine nach 50 Minuten zustehende Pause oder der Tätigkeitswechsel kann jeweils in die anschließende zweite Stunde verlegt werden, sofern der Arbeitsablauf dies erfordert. Ein Tätigkeitswechsel im Sinne der Bildschirmarbeitsverordnung muss aus Tätigkeiten bestehen, die geeignet sind, die durch die Arbeit am Bildschirmgerät auftretenden Belastungen zu verringern. Die Pausen sind in die Arbeitszeit mit einzurechnen. Apropos Pausen: Diese sollten, um die Augen zu schonen, idealerweise nicht vor dem Smartphone verbracht werden.

Wege zur Bildschirmarbeitsbrille

Arbeitnehmer sollten den Arbeitgeber über die Notwendigkeit einer Bildschirmarbeitsbrille informieren

Bei einer augenärztlichen Untersuchung wird festgestellt, ob eine Bildschirmarbeitsbrille notwendig ist. Er gibt dem Patienten einen Ausfolgeschein, aus dem hervorgeht, welche Brille notwendig ist. Bevor der Arbeitnehmer die Brille kauft, sollte er aber den Arbeitgeber informieren und sich über allfällige interne Vorgaben wie Betriebsvereinbarungen erkundigen. Die Brille wird vom Optiker angefertigt und die Rechnung dem Arbeitgeber übermittelt. Die Kosten für Sehhilfen, die ausschließlich wegen des notwendigen Schutzes bei Bildschirmarbeit entstehen, sind laut § 12 Bildschirmarbeitsverordnung (BS-V) und § 68 ArbeitnehmerInnenschutzgesetz (ASchG) vom Arbeitgeber zu tragen – ebenso die

Entspannende Augenübungen

Augenyoga. Halten Sie den linken und rechten Zeigefinger auf Gesichtshöhe und zwar so, dass Sie sie gerade noch links und rechts wahrnehmen können. Blicken Sie dann mehrmals vom linken zum rechten Zeigefinger und retour, ohne den Kopf zu bewegen. Wiederholen Sie die Übung mit den Fingern oberhalb und unterhalb Ihres Gesichts (senkrecht) sowie wie diagonal. Lassen Sie zum Abschluss die Augen kreisen.
20-20-20-Regel. Die Regel besagt, dass Sie alle 20 Minuten 20 Sekunden lang 20 Meter in die Ferne blicken sollten (ein Blick aus dem Fenster tut es auch). Im Büroalltag ist das nicht immer machbar. Versuchen Sie trotzdem, Ihren Augen zumindest stündlich eine neue Perspektive zu bieten.
Blinzeln. Blinzeln Sie 20 Sekunden lag abwechselnd mit dem linken und dem rechten Auge sowie mit beiden Augen. Das regt den Tränenfluss an und verbessert die Tränenfilmquantität und -qualität. Gähnen hilft dabei ebenfalls. Unterstützen Sie die Effektivität der Übung, indem Sie täglich 2,5 Liter Wasser trinken und die Luftfeuchtigkeit erhöhen – dann werden auch die Augen nicht so trocken.

Kosten der Untersuchung. Laut ArbeitnehmerInnenschutzgesetz haben Arbeitnehmer das Recht auf eine Untersuchung der Augen und des Sehvermögens. Anspruch darauf haben Arbeitnehmer aber nur dann, wenn sie im Schnitt ununterbrochen mehr als zwei Stunden ihrer Tagesarbeitszeit oder durchschnittlich mehr als drei Stunden ihrer Tagesarbeitszeit mit dem Computer arbeiten müssen.

Ein Augenarzt oder ein Optometrist entscheidet über die Sinnhaftigkeit einer Bildschirmbrille

Untersuchung der Augen. Bereits beim Auftreten von Sehbeschwerden wird von Experten eine augenärztliche Untersuchung empfohlen. Schließlich beurteilt der Augenfacharzt oder der Optometrist, ob eine spezielle Sehhilfe (Bildschirmarbeitsbrille) notwendig ist. Dabei werden die Sehschärfe und das Sehvermögen untersucht. Auch Fachärzte für Arbeits- und Betriebsmedizin sowie Ärzte mit arbeitsmedizinischer Ausbildung können aufgesucht werden. Auch Optiker dürfen die Sehschärfe untersuchen. Stellt ein Optiker dabei aber einen Verdacht auf eine Anomalie der Augen fest, hat er die Untersuchung abzubrechen und den Betroffenen zum Augenfacharzt zu schicken.

Entspiegelte Brillengläser ohne Tönung. Welche Voraussetzungen eine Bildschirmarbeitsbrille erfüllen muss, ist in der Bildschirmarbeitsverordnung genau geregelt. Beispielsweise müssen die Brillengläser entspiegelt sein. Getönte, lichtabsorbierende Gläser eignen sich nicht, da sie die Leuchtdichte verringern und dadurch die Lesbarkeit erschweren (Link: https://www.arbeiterkammer.at/beratung/ArbeitundGesundheit/Bildschirmarbeit/Bildschirmarbeitsbrille.html).

Autofahrerbrille

Die Autofahrerbrille ist eine fürs Autofahren geeignete Brille mit schmalen Fassungsrändern und dünnen Bügeln. Die Brillengläser sollten aber nicht zu klein sein, um das Sichtfeld nicht einzuschränken. Außerdem soll der Fahrer beim schnellen Blickwechseln alles deutlich und scharf wahrnehmen. Autofahrerbrillen können Einstärken- oder Gleitsichtbrillen sein. Empfehlenswert sind jedenfalls entspiegelte Brillengläser. Es gibt auch

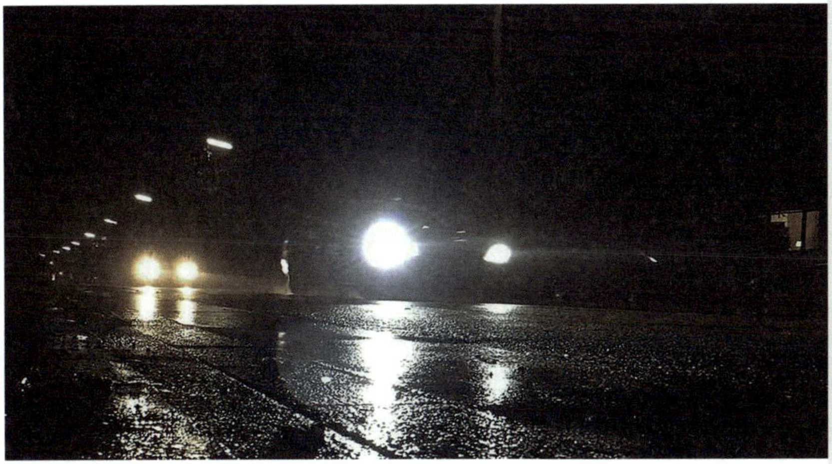

Foto: Kuratorium Gutes Sehen e.V.

Eine Autofahrerbrille hilft auch bei schlechter Witterung

Beschichtungen zur Kontrastverstärkung und Sonnenbrillen mit Polarisationsfilter. Die Sehbereiche der Brillengläser liegen dort, wo sie benötigt werden:

- in der Ferne, um Straßenführung und Verkehrsschilder scharf zu erkennen;
- im mittleren Bereich, um Armaturen und Navigationsgerät im Auto lesen zu können;
- im Weitwinkelbereich, um Außenspiegel und Straßenrand zu erfassen.

Einspurig unterwegs

Kontaktlinsen können durch den Fahrtwind austrocknen

Das meiste, was für eine „Autofahrerbrille" gilt, gilt auch für die des Zweiradfahrers. Motorradfahrer sollten außerdem darauf achten, dass bei schneller Fahrt keine unangenehmen Luftverwirbelungen an der Fassung entstehen. Diese sollte leicht und flexibel sein. Besonders zu achten ist auf einen angenehmen Tragekomfort unter dem Helm. Kontaktlinsen eignen sich nicht für alle Zweiradfreunde, da durch den Fahrtwind die Augen rasch austrocknen können, was nicht nur unangenehm sein kann, sondern auch vom Verkehr ablenkt.

Nur mit Sehtest zum Führerschein

Gutes Sehvermögen ist eine der Voraussetzungen für die sichere Teilnahme am Straßenverkehr und das Abschätzen von Gefahrensituationen. Bereits jeder Führerscheinwerber muss daher einen gesetzlich vorgeschriebenen Sehtest absolvieren. Angeboten werden Sehtests von Optikern und Augenfachärzten, die die Sehschärfe anhand eines standardisierten Tests überprüfen. Sie müssen dabei nicht nur die Sehschärfe, das Gesichtsfeld und das Dämmerungssehen sowie mit allen erforderlichen Mitteln insbesondere chronische Augenerkrankungen feststellen, sondern auch die bestmögliche Brillen- oder Kontaktlinsenkorrektur bestimmen. Der Sehtest darf nicht länger als 18 Monate zurückliegen.

Kosten für ärztliche Führerschein-Untersuchungen (Stand 4/2022)

- Untersuchung Klassen A (A1, A2), B, BE und F: 35 €
- Untersuchung Klassen C (C1), D (D1), CE (C1E), DE (D1E): 50 €
- Verkehrspsychologisches Screening, notwendig bei Klasse D: 130 €

Den Durchblick behalten

Viele Verkehrsteilnehmer sehen schlecht

Die Augenuntersuchung von Führerscheinwerbern dient der Verkehrssicherheit – sowohl der des Prüflings als auch der der Allgemeinheit. Nicht selten werden dabei bislang unbekannte Sehdefekte entdeckt, denen nicht nur „Dioptrienabweichungen", sondern echte Augenkrankheiten zugrunde liegen können. Etwa 30.000 Verkehrsunfälle in Österreich können auf mangelnde oder eingeschränkte Sehleistung zurückgeführt werden. „Untersuchungen ergaben, dass zwischen 20 und 30 Prozent der Verkehrsteilnehmer schlecht sehen oder keine bzw. eine nur unzureichende Sehhilfe während der Fahrt nutzen", sagt Univ.-Prof. Dr. Matthias Bolz, Vorstand und Professor an der Klinik für Augenheilkunde der Johannes-Kepler-Universität Linz.

Brille oder Kontaktlinsen

Im Führerschein wird vermerkt, ob Sie beim Lenken eines Kraftfahrzeuges eine Brille oder Kontaktlinsen tragen müssen. Wollen Sie wahlweise eine Brille oder Kontaktlinsen tragen, muss dies ebenso im Führerschein vermerkt werden [Link www.ris.bka.gv.at> Führerscheingesetz-Gesundheitsverordnung (FSG-GV) und Führerscheingesetz (FSG)]

Richtige Brillenfassung

„Krankenkassenfassung" oder „Kassenbrille" – das war früher der Inbegriff für eine trostlose Brillenfassung, die bereits von weitem als solche zu erkennen war. Die Bandbreite an Fassungen ist heute unüberschaubar groß: Es gibt welche, die um wenig Geld bei den Optikern erhältlich sind; und welche, die von Designern entworfen wurden. Ob eine Fassung preiswert oder teuer ist, liegt sowohl am Namen und am Image der Marke als auch an den verwendeten Materialien. Schlussendlich hängt die Wahl davon ab, was dem Kunden gefällt und was er bereit ist, dafür zu zahlen.

Am beliebtesten sind Fassungen aus Metalllegierungen und Kunststoff

Am häufigsten werden Fassungen aus preiswerten Metalllegierungen oder Kunststoff gekauft. Es gibt aber auch welche aus Titan, Titanflex, Edelstahl, Aluminium, Horn, Holz und aus anderen Materialien.

Üblicherweise werden die verschiedenen Teile eines Brillengestells aus unterschiedlichen Materialien gefertigt – entsprechend den Anforderungen, die sie erfüllen müssen. Die Brillengläser sollen gut in der Fassung befestigt sein. Manche Fassungen haben ein Federscharnier, damit die Bügel leicht federn. Stabil muss vor allem die Brücke zwischen den Gläsern sein. Die Stabilität aller Fassungsteile ist ein wesentliches Qualitätsmerkmal. Hochwertige Materialien lassen sich gut an die Gesichtsform (Nase und Ohren) anpassen.

Legierungen

Die meisten Metall-Brillenfassungen sind Metalllegierungen mit unterschiedlicher Zusammensetzung. Sie enthalten fast immer Nickel. Dieses

Achtung: Metalllegierungen enthalten fast immer Nickel

Metall hat einen schlechten Ruf, da es viele Allergien auslösen kann. Wenn es jedoch auf die richtige Weise verarbeitet ist, muss das bei einer Brillenfassung nicht notwendigerweise zu Problemen führen.

Eine gebräuchliche Metalllegierung mit hohem Nickelanteil ist zum Beispiel Monel. Es ist beständig gegen Hautschweiß, der sonst den Nickelanteil herauslösen könnte. Dem ebenfalls nickelhaltigen Neusilber (Alpacca) mangelt es an Stabilität. Außerdem ist es nicht korrosionsfest. Brillenfassungen aus Edelstahl, einer Legierung aus Eisen, Nickel, Chrom und anderen Metallen, sind leicht, haltbar und korrosionsfest.

Titan. Titan ist ein helles, gegen Säuren und Laugen sehr beständiges Leichtmetall. Für Brillenfassungen wird es, um seine Härte zu erhöhen, als Legierung verwendet. Dadurch lässt es sich allerdings nur unter einem erheblichen Aufwand verarbeiten – ein Grund für den hohen Preis von Brillen aus diesem Material. Titanwerkstoffe sind für den Körper gut verträglich, da sie etwa keine Allergien auslösen. Die Praxis hat aber gezeigt, dass Schwierigkeiten bei der Verarbeitung von Titan manchen Brillenproduzenten verleiten, sich kostensparender Verfahren zu bedienen. So werden Einzelteile einer Titanfassung erst vernickelt, um dann auf dieser Schicht problemlos löten zu können. Auch das aufwendige Polieren ersparen sich manche Hersteller, indem sie das Gestell vernickeln. Beide Techniken sind vom Käufer nicht zu erkennen, der zwar dafür einen hohen Preis zahlt, aber von den positiven Eigenschaften des Werkstoffs nicht profitiert. Die Fassungen von Flexbrillen bestehen aus Legierungen von Titan und Nickel sowie weiteren Zusätzen. Diese Werkstoffe sind bei den üblichen Temperaturen äußerst flexibel. Viele von ihnen lassen sich endlos oft biegen und kehren trotzdem immer wieder in die vorgesehene Form zurück – vorausgesetzt, man dehnt sie nicht zu stark. Eine Reparatur von Fassungen aus diesem Material ist fast ausgeschlossen.

Nickelfreie Fassungen

Empfindliche Menschen können allergisch reagieren, wenn ihre Haut längere Zeit mit bestimmten Materialien in Kontakt kommt. Das in dieser Hinsicht problematischste Material ist Nickel. Über 16 Prozent der Bevölkerung reagieren darauf allergisch.

Tipps für Allergiker

- Für Menschen mit einer Nickelallergie eignen sich Brillenfassungen aus reinem Titan, Edelstahl, Horn und Ähnlichem.
- Eine bereits getragene Brille kann vom Optiker mit einer Schutzschicht überzogen werden, die die Abgabe von Nickel weitgehend verhindert.
- Bei einer Kunststoffallergie können die Nasenpads und Bügelenden, die auch bei Metallbrillen meist aus Kunststoff sind, gegen welche aus Silikon ausgetauscht werden. Auch Glas, Keramik, Gold, Edelstahl oder Titan können Alternativen sein.

Nickel ist Bestandteil der meisten Metallfassungen. Sein Anteil kann bis zu 50 Prozent ausmachen. Zum Problem wird dieses Metall, wenn der nickelhaltige Werkstoff vergoldet, versilbert oder rhodiniert (durch Galvanisation veredelt) wurde. Bereits ein geringer Defekt in dieser Umhüllung löst chemische Reaktionen aus, durch die fortlaufend Nickel aus dem Werkstoff herausgelöst wird und mit der Haut in Kontakt kommen kann. Eine nickelfreie Fassung mit CE-Kennzeichnung löst dieses Problem keineswegs, da das noch lange nicht heißt, dass sie kein Nickel enthält. Nickelfrei bedeutet lediglich, dass das Produkt pro Woche nicht mehr als 0,5 Mikrogramm Nickel je Quadratzentimeter abgibt und diesen Höchstwert bei normalem Gebrauch zwei Jahre lang nicht überschreitet.

Rund ums Brillenglas

Für Kunststoffgläser entscheidet sich die Mehrheit der Konsumenten

Wer sich eine Brille kaufen will, hat die Wahl zwischen Brillengläsern aus Glas oder aus Kunststoff. In der Fachwelt werden sie als mineralisches beziehungsweise organisches Glas bezeichnet. Wichtig bei der Entscheidung sind die persönliche Sehstärke, die Sehbedürfnisse sowie die Materialeigenschaften. Die überwiegende Mehrheit der Konsumenten entscheidet sich für Kunststoffgläser.

Mineralische Brillengläser (Silikatglas). Für diese Brillengläser werden sechs verschiedene Glassorten (Silikate) verwendet. Ziel sind dünne Gläser mit möglichst hoher Brechzahl (bis 1,9), die auch dann noch relativ dünn sind, wenn sie eine hohe Dioptrienzahl haben. Mineralisches Glas ist kratzfest. Manche dieser Gläser wirken reiner, klarer und haben keinen störenden Farbsaum. Die Nachteile sind, dass diese Gläser schwerer und nicht bruchfest sind, was heißt, dass sie splittern können. Daher sollten etwa Kinder- oder Sportbrillen nicht daraus gefertigt werden.

Kunststoffgläser sind sehr belastbar und bruchfest

Organische Gläser (Kunststoff). Diese Gläser bestehen aus Hartplastik oder hochbrechendem Kunststoff. Dünne Kunststoffgläser sind mit einem hohen Brechungsindex (1,5 oder 1,74) möglich. Sie sind Leichtgewichte und gehen nicht zu Bruch wie mineralische Gläser und bieten Kindern und Sportlern mehr Sicherheit. Wie andere Gläser auch können organische entspiegelt, verspiegelt und gefärbt werden. Kunststoffgläser können jedoch leichter zerkratzen und müssen daher sorgfältig gepflegt werden. Auf Kunststoffgläser kann eine spezielle Hartschicht aufgebracht werden, die sie widerstandsfähiger macht und zusätzlich den Schmutz abweist. Diese Veredelungen sind sinnvoll und erhöhen den Sehkomfort.

Polycarbonatgläser. Brillengläser aus Polycarbonat bestehen aus einem speziellen Kunststoff und können viel aushalten. Sie sind leicht, äußerst bruchfest, vielfältig tönbar und ausgestattet mit einem erstklassigen UV-Schutz. Auch im Arbeitsschutz geben die Gläser Sicherheit. Wie bei allen organischen Linsen gilt auch hier: Um Kratzer zu vermeiden, sollten Polycarbonatgläser richtig gereinigt und gepflegt werden.

Guter Durchblick bei Brillen

- Die Art des Schliffes und die Stärke der Gläser begrenzen die Auswahl an Fassungen. Nicht jedes Glas lässt sich in sehr große oder sehr kleine Brillenfassungen ästhetisch schön und optisch sinnvoll einarbeiten.
- Bei Gläsern für Kurzsichtige wird der Rand umso dicker, je höher die Dioptrienzahl ist. Gläser für Weitsichtige werden mit ansteigender Dioptrienzahl in der Mitte immer dicker. Beides lässt sich abschwächen, wenn Sie statt der Standardgläser mit Brechungsindex 1,5 die teureren, dünneren hoch-

brechenden Gläser wählen. Der Brechungsindex bei mineralischen Gläsern (Silikatgläser) liegt zwischen 1,5 und 1,9, bei Kunststoffgläsern zwischen 1,5 und 1,74.

Verschleiß von Gläsern

- **Silikatgläser (Glasgläser)** können im Unterschied zu Kunststoffgläsern splittern, sind dafür aber unempfindlicher und kratzfester.
- **Kunststoffgläser** weisen eine größere Bruchsicherheit auf. Ihre Oberfläche ist aber ohne Beschichtung empfindlich und zerkratzt relativ schnell.

Gewicht

Kunststoffgläser sind wesentlich leichter

- Je höher die Dioptrien, desto dicker und schwerer das Glas. Wenn Ihre Brille besonders leicht sein soll, müssen Sie Gläser mit einem hohen Brechungsindex und eine Fassung mit kleinen Gläsern wählen, denn die Glasgröße wirkt sich auf das Gewicht am deutlichsten aus.
- Gläser aus Kunststoff können das Gewicht der Brille im Vergleich zu einer mit Silikatgläsern um etwa die Hälfte verringern.
- Das leichteste Brillenglasmaterial ist Kunststoff mit einem hohen Lichtbrechungsindex.

Was ist der Brechungsindex?

Die Zahl n gibt Auskunft über den sogenannten Brechungsindex. Dieser Wert sagt viel über die Materialeigenschaften aus. Der Brechungsindex wird auch als Brechzahl oder optische Dichte bezeichnet. Er zeigt an, wie das Licht beim Übergang von einem Medium, etwa Luft, zu einem anderen Medium, in diesem Fall Brillenglas, abgelenkt (gebrochen) wird. Eine stärkere Lichtbrechung ergibt einen höheren Brechungsindex. Und der spielt bei der Glasdicke eine Rolle. Denn die gleiche Brechkraft, die man mit niedrigbrechenden dickeren Gläsern erreicht, lässt sich genauso mit hochbrechenden dünneren Gläsern erzielen.

- Gläser aus hochbrechendem Silikatglas können geringfügig schwerer sein als Standard-Silikatgläser.

Preis

- Hochbrechende Gläser aus Silikatglas sind etwa doppelt so teuer wie Standardgläser.
- Hochbrechende Kunststoffgläser kosten etwa fünf- bis sechsmal so viel wie Standard-Kunststoffgläser. Sie sind jedoch meist auch besonders gehärtet und entspiegelt.

Entspiegelung – Verspiegelung

Eine Innenentspiegelung verhindert eine Blendung des Trägers

Entspiegelung. Rund 80 Prozent der Brillengläser sind heute entspiegelt. Dabei wird eine dünne Schicht Magnesiumfluorit auf das polierte Brillenglas aufgedampft. Sind es mehrere Schichten, spricht man auch von einer Superentspiegelung. Die polierte Oberfläche der Brillengläser reflektiert das auftretende Licht. Solche Reflexe können den Brillenträger stören. Außerdem „schlucken" sie einen Teil des Lichts, da es zurückgeworfen und nicht durchgelassen wird. Eine Entspiegelung mindert die störenden Reflexe und erhöht die Lichtdurchlässigkeit. Dem Gegenüber erscheint ein entspiegeltes Brillenglas „klarer" und „durchsichtiger". Gläser zu entspiegeln ist vor allem dann zu empfehlen, wenn eine getönte Brille beim Autofahren getragen werden soll. Eine Innenentspiegelung verhindert, dass von hinten oder seitlich einfallendes Sonnen- oder künstliches Licht zu unangenehmen Reflexionen führt. Fehlt die Innenentspiegelung, werden oft auch die eigenen Augen gesehen.

Verspiegelung. Dadurch wird die Lichtmenge, die auf das Auge trifft, verringert. Sonnenbrillen werden oft verspiegelt ausgeführt.

Brillen richtig reinigen

Gläser einer Brille können schnell verschmutzen. Um wieder einen guten Durchblick zu haben, sollte sie gereinigt werden. Die Frage ist aber, wie das geschehen soll, damit die neuen Gläser keinen Schaden nehmen. Tabu sind Fensterreiniger, Lösungsmittel oder Alkohol, Taschentücher oder Küchenrollen. Denn sie zerstören unwiderruflich die Beschichtung der Brille.

Wie gehen Sie vor?

Lauwarmes Wasser entfernt den groben Schmutz

- Brille unter fließendes lauwarmes Wasser halten. Die ärgsten Staubkörner und grober Schmutz werden weggespült.
- Einen Tropfen pH-neutrales Spülmittel – keine Hautpflegeprodukte – zwischen den Fingern aufschäumen.
- Die Gläser damit vorsichtig einreiben und erneut mit Wasser abspülen. So verschwinden Fingerabdrücke, Kosmetikreste und Hauttalg.
- Mit einem sauberen Baumwollhandtuch oder einem Mikrofasertuch beidseitig sanft trocknen.
- Weniger aufwendig ist das Putzen der Gläser mit einem Reinigungsspray: Schmutz unter fließendem Wasser entfernen, dann Spray auf ein Mikrofasertuch sprühen, säubern, trocknen, fertig.

Brillenreinigung im Ultraschallbad

Auch eine Brille geht gerne baden

Optiker verwenden gerne das Ultraschallbad, um Brillen zu reinigen. Dieses ist gründlich und schonend. Darin werden hochenergetische Schallwellen erzeugt, die die Flüssigkeit (in der Regel Wasser) in Schwingungen bringen und für einen Ober- und Unterdruck sorgen. Durch diesen permanenten Druck entstehen im Wasser kleinste Vakuumbläschen, die an der Brillenoberfläche kraftvoll implodieren. So lösen sie kratzfrei Verschmutzungen bis in die kleinsten Fugen und auf mikroskopischem Niveau. Nach maximal drei Minuten ist das Bad beendet. Anschließend wird die Brille mit einem Mikrofasertuch trocken gerieben. Für jeden Tauchgang sollte nur frisches Wasser verwendet werden.

Die Brillenreinigung unterwegs

Nicht immer sind Wasser und Mikrofasertuch zur Hand. Für unterwegs eignen sich feuchte Reinigungstücher. Vorausgesetzt, sie enthalten keine scharfen Lösungsmittel oder grobe Zellulose- oder Holzfasern. Dass die Tücher für den einmaligen Gebrauch bestimmt sind, versteht sich von selbst. Die mikrofeinen Zellulosefasertücher taugen übrigens ebenso für die Display-Reinigung von Smartphone und Tablet (Brillenreinigung – Den Weitblick bewahren, KONSUMENT 4/2020).

Immer im Auge: Kontaktlinsen

Eine Kontaktlinse muss gut sitzen

Egal ob Tages-, Monats- oder Jahreskontaktlinsen, egal ob harte oder weiche Kontaktlinsen – grundsätzlich ist bei allen Arten wichtig, dass sie individuell und gut angepasst sind. Jedes Auge hat einen eigenen Hornhautradius, die Hornhaut wiederum hat immer eine eigene Größe und Tiefe. Wenn eine Linse dann beispielsweise zu flach sitzt, wackelt sie, ist unangenehm zu tragen und kann verrutschen. Wenn sie aber zu fest sitzt, kann die Linse Druckstellen auf der Hornhaut verursachen, die zu Verletzungen führen und Infektionen begünstigen. Deshalb ist eine gründliche Anpassung der Kontaktlinsen durch einen Kontaktlinsenspe-

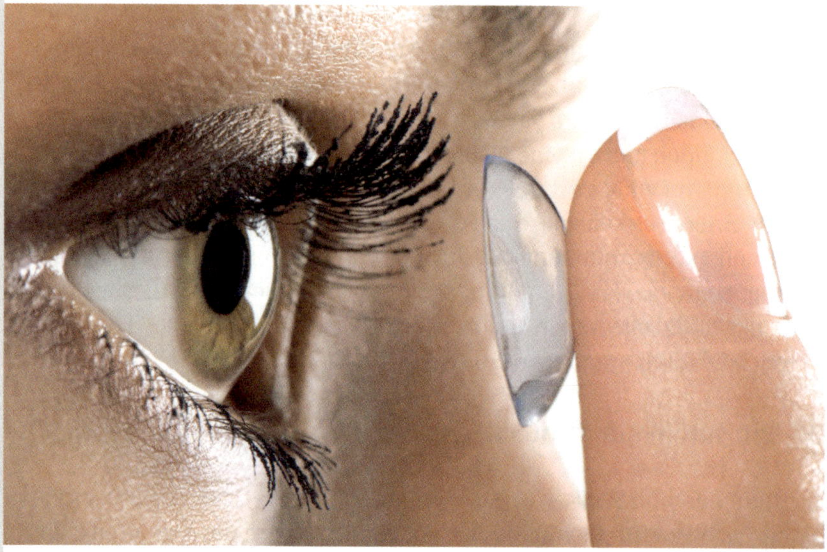

Kontaktlinsen werden immer beliebter

zialisten essenziell. Dies macht der geprüfte Kontaktlinsenoptiker oder der Augenarzt, der darüber hinaus auch den Gesundheitszustand der Augen untersucht.

Topographie des Auges

Zunächst wird die Refraktion, also der Brechwert der optischen Korrektur, bestimmt. Die darauf folgende Hornhauttopographie kann man sich wie eine Oberflächen-Landkartenvermessung der Hornhaut vorstellen. Anhand der so festgestellten Parameter kann dann die richtige Kontaktlinse ausgewählt werden. Nach einigen Stunden wird dann überprüft, ob diese auch richtig sitzt. Während der Eingewöhnungszeit werden die Linsen oft nur stundenweise getragen.

Relativ neu ist die sogenannte Myopiekontrolle mit Kontaktlinsen, also die Verlangsamung der Zunahme der Kurzsichtigkeit. Mit speziellen harten oder weichen Kontaktlinsen kann die Progression der Kurzsichtigkeit um bis zu zwei Drittel reduziert werden.

Dass jemand Kontaktlinsen benötigt, kann schon im Babyalter vorkommen. Wenn ein Baby zum Beispiel angeborenen grauen Star hat und operiert werden muss, wird dem Kind eine Kontaktlinse eingesetzt. Wenn es keine medizinischen Indikatoren gibt und einfach ein Wunsch nach einer Linse besteht, kann man in jedem Lebensalter damit anfangen, welche zu tragen, z.B. beim Sport, Ballett oder anderen Tätigkeiten, bei denen man keine Brille aufsetzen kann oder möchte. Vor dem zwölften Lebensjahr können die Kinder aber Probleme beim Handling der Linsen haben. Dabei kommt es sehr stark auf die Wünsche der Kinder an und ob sie mit den Kontaktlinsen zurechtkommen und sich diese auch ins Auge setzen können. Hier haben junge Mädchen oft einen Vorteil, weil sie sich auch die Augen schminken. Ob Linsen zweckmäßig sind oder nicht, ist auf jeden Fall – egal in welchem Alter – mit dem Kontaktlinsenspezialisten abzuklären.

Kontaktlinsen müssen auf Verträglichkeit getestet werden

Vorteil: gute Verträglichkeit

Wie gut Kontaktlinsen von den Trägerinnen und Trägern vertragen werden, hängt nicht zuletzt davon ab, ob und inwiefern sie die Versorgung der

Hornhaut mit Sauerstoff beeinträchtigen. Diese ist – außer an die Gasdurchlässigkeit des Linsenmaterials – an den ständigen Fluss der Tränenflüssigkeit gebunden. Formstabile Kontaktlinsen werden so angepasst, dass sie sich auf dem Auge bewegen und die Tränenflüssigkeit unter der Linse zirkulieren kann. Ein Lidschlag drückt die Linse dergestalt auf Hornhaut und Auge, dass die Flüssigkeit darunter herausquillt. Beim Augenaufschlag strömt dann wieder frische Tränenflüssigkeit unter die Linse.

Arten von Linsen

Formstabile Kontaktlinsen

Weiche und harte Linsen sollen die Augengesundheit nicht gefährden

Viele formstabile Kontaktlinsen sind mit einem UV-Filter ausgestattet und können zwischen 8 und 24 Stunden getragen werden. Hochwertige Linsen können notfalls auch über die Nacht im Auge bleiben. Alle anderen sollten nach der empfohlenen maximalen Tragezeit herausgenommen werden. Die Linsen müssen täglich gereinigt und desinfiziert werden. Nur so ist sicher, dass sie die Gesundheit der Augen nicht gefährden. Wie sie im Detail gepflegt werden müssen, erfahren Sie von Ihrem Kontaktlinsenspezialisten.

Weiche Kontaktlinsen

Die ersten weichen Kontaktlinsen kamen Anfang der 1960er-Jahre auf den Markt. Die meisten Materialien bestehen zu über 50 Prozent aus Wasser. Sie haben eine gute Spontanverträglichkeit, sind daher besonders für Einsteiger geeignet und können problemlos abwechselnd mit einer Brille getragen werden. Viele sind aber weniger sauerstoffdurchlässig, auch wenn es bei neueren Materialien (z.B. Silikon-Hydrogel) bereits erhebliche Verbesserungen gibt.

Hightech im Auge: Mehrstärkenlinsen

Es gibt zwei Arten Mehrstärken-Kontaktlinsen. **Bifokale Linsen** verfügen über scharf voneinander getrennte Nah- und Fernbereiche: Wie in den

Gläsern von Bifokalbrillen sind die zwei Bereiche übereinander angeordnet – oben für die Fernsicht, unten für die Nahsicht. **Multifokale Linsen** sind kreisförmig aufgebaut: Im Zentrum befindet sich der Fernteil, am Rand der Nahteil. Schaut man durch die Mitte, wird scharfes Sehen in der Ferne möglich. Die Nahsicht erfolgt mit dem Blick nach oben, unten oder zur Seite. Simultanlinsen haben mehrere von innen nach außen kreisförmig ineinander übergehende Sehstärken. Der Nahbereich kann in der Mitte oder außen liegen. Beim Sehen blendet das Gehirn die unscharfen Bilder aus.

Multifokale Linsen haben einen Fern- und Nahteil

Manche Träger benötigen vor allem bei bifokalen Linsen eine längere Eingewöhnungsphase, des Weiteren ist das Sehen in den Zwischenbereichen, vor allem bei bifokalen Linsen, oft nur sehr schwer möglich. Sie sollten daher unbedingt zur Probe getragen werden. Für viele Menschen können sowohl bi- als auch multifokale Kontaktlinsen eine gute Alternative zu Gleitsichtbrillen darstellen. Träger können zwischen formstabilen Jahreslinsen und weichen Tages-, Zweiwochen-, Monats- und Jahreslinsen wählen.

Ortho-K-Linsen

Ortho-K-Linsen werden auch Nachtlinsen genannt. Sie korrigieren Fehlsichtigkeiten beim Tragen über Nacht (im Schlaf), indem sie die Hornhaut gezielt modellieren. Tagsüber werden dann weder eine Brille noch Linsen benötigt. Kurzsichtige bis etwa sechs Dioptrien und Menschen mit geringer Hornhautverkrümmung können davon profitieren. Nachtlinsen werden oft von Menschen in bestimmten Berufen verwendet, bei denen sowohl Brillen als auch gewöhnliche Kontaktlinsen stören. Dazu gehören etwa Bauarbeiter. Die Wirkungsdauer dieser Linsen ist begrenzt, schon im Laufe des Tages lässt die Wirkung leicht nach. Geeignet sind diese Linsen nur für jene, deren Kurzsichtigkeit etwa sechs Dioptrien nicht überschreitet, außerdem muss das Auge gesund sein. Menschen, die Krankheiten wie Rheuma oder Diabetes mellitus haben, dürfen die Linsen ebenfalls nicht benutzen. Im Straßenverkehr sollten Nutzerinnen und Nutzer Vorsicht walten lassen und – da die Sehkraft wie gesagt während des Tages leicht zurückgeht – von nächtlichen Autofahrten absehen.

Nachtlinsen korrigieren die Fehlsichtigkeit im Schlaf

Sphärische Kontaktlinsen

Sphärische Linsen zerstreuen oder bündeln eintreffende Lichtstrahlen so, dass auf der Netzhaut wieder ein scharfes Bild erzeugt wird. Sie korrigieren Kurz- und Weitsichtigkeit (Myopie und Hyperopie) und können außerdem gegen die Alterssichtigkeit (Presbyopie) eingesetzt werden.

Torische Kontaktlinsen

Torische Linsen gleichen bei einer Hornhautverkrümmung (Astigmatismus) die Unebenheiten der Hornhaut aus. Das tun sie, indem sie direkt auf der Hornhaut liegen, wodurch sie – im Vergleich mit einer Brille – einige Vorteile haben. Wichtig ist, dass torische Linsen immer in derselben Position auf dem Auge gehalten werden. Das funktioniert mithilfe von Stabilitätszonen oder einer Dickenverteilung. Der Aufwand für die Anpassung ist hoch, wodurch die Kosten steigen. Es gibt die Linsen in allen Sehstärken für Kurz-, Weit- und Alterssichtigkeit.

Farbige Kontakt- und Motivlinsen

Farblinsen sind nicht nur zu Halloween ein Hingucker

Diese Linsen sind rein kosmetischer Natur und verändern das Aussehen des Auges. So ist bei farbigen Linsen eine Irisstruktur eingearbeitet, die z.B. aus grünen Augen blaue machen kann. Motivlinsen hingegen faszinieren damit, dass sie die Augen aussehen lassen wie jene von Reptilien oder auch von Zombies oder Vampiren. Sie sind in der Regel nicht gesundheitsgefährdend. Sie lassen aber weniger Sauerstoff ans Auge und sollten daher nicht allzu lange getragen werden. Außerdem können sie das Gesichtsfeld einschränken. Es ist daher davon abzuraten, solche Linsen bei Autofahrten zu tragen.

Kinder und Kontaktlinsen

Kontaktlinsen können unter bestimmten Umständen sehr gut für Kinder geeignet sein. Vor allem beim Sport können Brillen hinderlich sein. Kontaktlinsen hingegen sitzen direkt auf den Augen und ermöglichen den Kindern so eine uneingeschränkte Sicht, weil diese durch keine Brillenfassung oder auch durch beschlagene Gläser eingeschränkt werden kann. Welche Art von Kontaktlinsen geeignet ist, entscheiden Verträglichkeit und Einsatzbereich. Wenn die Linsen über einen längeren Zeitraum in den Augen bleiben sollen, empfehlen sich jene mit einer höheren Sauerstoffdurchlässigkeit. Sind die Kontaktlinsen nur für kürzere Zeitspannen, z.B. beim Sport, gedacht, sind weichere empfehlenswert.

Bereits Babys können Linsen tragen

Ein Mindestalter für das Tragen von Kontaktlinsen gibt es nicht. Schon Babys mit angeborenem grauem Star können nach der Operation gut mit Kontaktlinsen leben. Wichtig ist, dass den Kindern genau erklärt wird, wie sie die Kontaktlinsen pflegen müssen. Außerdem gibt es auch Kinder – genauso wie Erwachsene –, die Hemmungen haben, sich mit den Fingern in die Augen zu fassen. Wenn man dies nicht überwinden kann, ist es besser, nach einer Alternative zu suchen.

Smarte Kontaktlinsen

Es klingt, wie aus einem Science-Fiction-Film, ist aber Realität: „Smarte" Kontaktlinsen korrigieren nicht nur Fehlsichtigkeiten, sondern blenden auch Gesundheitsdaten und Informationen über die Umgebung ein. Das Start-up-Unternehmen Mojo Vision entwickelte vor kurzem einen Prototyp, dessen wichtigster Bestandteil ein Mikro-LED-Display mit einem Durchmesser von 0,5 Millimetern ist. Dieses Display wird von einem Mikroprozessor und medizinischen Mikrobatterien gesteuert, die sich ebenfalls in der Linse befinden. Das Display soll Texte, Grafiken und Videos auf die Retina der Trägerinnen und Träger projizieren können. Gesteuert werden die Linsen per Augentracking. Für die Kommunikation mit dem Smartphone benutzt das Unternehmen einen 5-GHz-Sender und -Empfänger. Die „Smart Lens" soll zunächst an Amateursportler vermarktet werden. Das Ziel ist es, Trainingsdaten in Echtzeit anzuzeigen, ohne dabei vom Training abzulenken. In einem weiteren Schritt sollen unterschiedliche Apps für die Linse entwickelt werden. Außerdem sollen sie Menschen mit Sehbehinderung helfen, indem sie zum Beispiel Kontraste stärker anzeigen, Umrisse automatisch erkennen oder bestimmte

Smarte Kontaktlinsen zeigen Gesundheitsdaten und Informationen über die Umgebung an

Bereiche vergrößern. Wann die smarten Kontaktlinsen für den Einsatz zugelassen werden, ist derzeit noch nicht bekannt.

Probleme durch Kontaktlinsen

Probleme beim Tragen von Kontaktlinsen können verschiedene Gründe haben: schlechter Sitz, unsachgemäße Handhabung, falsche Reinigung, oder Nichteinhalten des Tauschrhythmus. Sie können im schlimmsten Fall bis zur Erblindung führen. Nicht jede Kontaktlinse passt auf jedes Auge. Das betrifft auch Monats- und Tageslinsen. Es ist daher ratsam, Kontaktlinsen nicht einfach im Internet zu bestellen, sondern sie vom befugten Kontaktlinsenspezialisten – vom Augenarzt oder Kontaktlinsenoptiker – anpassen und regelmäßig kontrollieren zu lassen.

Infektion droht

Bei Problemen mit den Kontaktlinsen muss sofort der Augenarzt aufgesucht werden

Gerade in der heutigen Zeit ist es zwar einfach, Kontaktlinsen nach Hause liefern zu lassen, die Komplikationen sind aber immer wieder in den Ordinationen der Augenärzte zu sehen. Wenn es Probleme mit der Kontaktlinse gibt, gilt: Sofort rausnehmen und zum frühestmöglichen Zeitpunkt zum Augenarzt gehen. Sonst droht die Gefahr einer schweren Infektion. Der Augenarzt kann dann mithilfe eines Farbstoffes feststellen, wo in Horn- und Bindehaut Druckstellen entstanden sind. Wenn es bereits zu einer Entzündung gekommen ist, dürfen die Linsen nicht verwendet werden, bis die Entzündung verheilt ist. Daher ist es unbedingt nötig, immer eine Reservebrille zu haben.

Anpassen und Pflege von Kontaktlinsen

Ob harte oder weiche Linsen, Wochen- oder Tageslinsen, sei es beim Sport, sei es im Wasser oder in der Arbeit – Kontaktlinsen eignen sich für verschiedene Situationen im Alltag und bieten einen guten Durchblick, sofern sie vom Fachmann angepasst wurden sowie regelmäßig gepflegt und kontrolliert werden. Zehn Prozent der Österreicher tragen Kontaktlinsen ständig oder gelegentlich und kommen gut mit ihnen zurecht.

Optometrische Voraussetzungen

Multifokallinsen haben einen Fern- und Nahteil

- Kurzsichtigkeit von mehr als – 6 Dioptrien und Weitsichtigkeit von mehr als + 6 Dioptrien
- Kurzsichtigkeit, die jährlich um mehr als 1 Dioptrie zunimmt
- Abweichung des Brechungsfehlers zwischen dem linken und dem rechten Auge um mehr als 3 Dioptrien
- Hornhautkrümmung von mehr als 3 Dioptrien
- Keratokonus, eine krankhafte Form der Hornhautverkrümmung

Eine verloren gegangene Linse muss aus der eigenen Tasche bezahlt werden; ebenso die Pflegemittel.

Eine gute Beratung ist viel wert

Lassen Sie sich gut und ausführlich beraten!

Die Anpassung von Kontaktlinsen übernehmen befugte Augenoptiker oder Augenärzte. An erster Stelle steht ein ausführliches Beratungsgespräch. Dabei erkundigt sich der Kontaktlinsenspezialist über die Wünsche und Bedürfnisse des Kunden. Er erfährt vom Kontaktlinsenspezialisten, wie er mit den Linsen umgehen soll; wie er sie einsetzen, herausnehmen und pflegen soll, um damit möglichst lange gut zu sehen und Reizungen oder Infektionen in den Augen zu verhindern.

Das Sehen mit Kontaktlinsen unterscheidet sich vom Sehen mit einer Brille. Es fängt mit der Messung der richtigen Dioptrienwerte für die Kontaktlinsen an. Liegt ein Astigmatismus (meist eine Hornhautverkrümmung) vor, müssen neben dem sphärischen Wert auch die Zylinderstärke und die Zylinderachse vom Anpasser ermittelt werden. Darüber hinaus sind bei der Auswahl des Kontaktlinsenmaterials etwa die Hornhautradien, der Hornhautdurchmesser sowie die Menge und die Qualität des Tränenfilms zu berücksichtigen. Jedes Auge ist anders. Kontaktlinsen, die der eine gut verträgt, sind für den anderen nicht unbedingt die erste Wahl. Merken Sie, dass Sie unscharf sehen oder ein Fremdkörpergefühl spüren, könnten die Kontaktlinsen falsch angepasst sein. Zudem können gerötete oder trockene Augen durch ungeeignete Kontaktlinsen entstehen.

Die Scheu verlieren

Tragen Sie die neuen Linsen zuerst Probe

Kontaktlinsen werden am Anfang manchmal als Fremdkörper im Auge wahrgenommen. Daher ist das Probetragen das Um und Auf. Danach wird der Sitz der Linsen nochmals kontrolliert – oft nach einer Stunde. An formstabile Linsen gewöhnen sich die Träger in der Regel nach einigen Wochen, an weiche Linsen bereits nach wenigen Tagen. Sinnvoll ist ein langsames Gewöhnen an die Linsen – am Anfang reichen ein paar Stunden, dann wird die Tragezeit täglich erhöht.

Einsetzen der Kontaktlinsen

- Waschen Sie Ihre Hände gründlich mit Seife. Rückstände sollte es keine mehr geben.
- Legen Sie den Linsenbehälter auf eine glatte, ebene Unterlage.
- Vor dem Herausnehmen der Linsen verschließen Sie den Abfluss des Waschbeckens.
- Behandeln Sie jede Linse gesondert, um sie nicht zu verwechseln.
- Legen Sie eine Linse auf die Kuppe des Zeigefingers der rechten Hand; ziehen Sie mit der linken Hand das Ober- und Unterlid auseinander und führen Sie die Linse so dicht ans Auge heran, bis sie an die Hornhaut „andockt". Nehme Sie im Anschluss die zweite Linse und wiederholen Sie das Prozedere.
- Einige Kontaktlinsenträger verwenden zum Einsetzen einen Gummisauger. Dieser schont den Rand der Linsen.
- Bei trockenen, müden Augen nach langer Bildschirmarbeit oder in klimatisierten, überhitzten Räumen sorgen Nachbenetzungstropfen ohne Konservierungsmittel für zusätzliche Feuchtigkeit auf dem Auge.

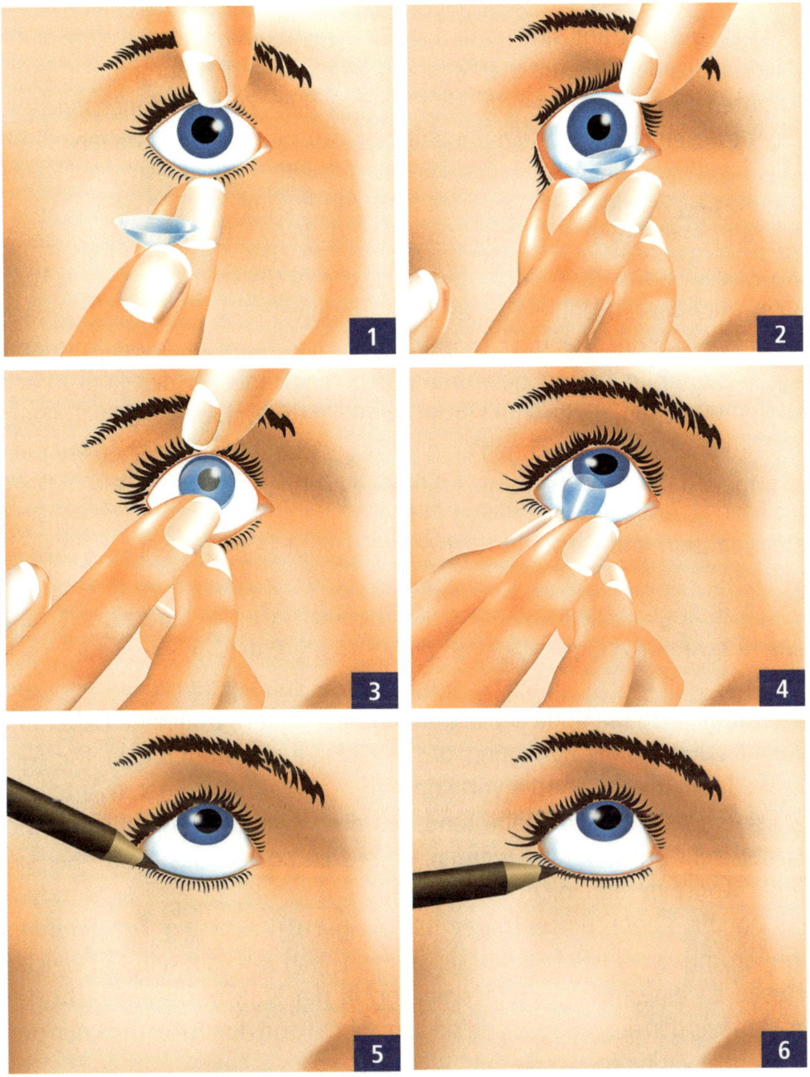

Illustrationen: Alcon

1 Ziehen Sie beim Aufsetzen mit den Fingern die beiden Augenlider auseinander.
2 Setzen Sie die Linse hinein.
3 Nehmen Sie die Linse vorsichtig heraus, indem Sie die beiden Augenlider auseinanderziehen.
4 Nehmen Sie die Linse vorsichtig heraus.
5,6 Passen Sie beim Schminken auf: falsch (5), richtig (6)

Sauberkeit und Sorgfalt sind beim Einsetzen und Herausnehmen der Linsen wichtig

Verrutschen der Linsen

Formstabile oder harte Linsen können manchmal in den inneren oder äußeren Augenwinkel verrutschen oder verschwinden unter dem Augenlid. Sorgen Sie sich nicht, dass Ihre Linse hinter dem Auge verschwindet. Das verhindert die Bindehaut. Mit der richtigen Technik können Sie die Linse wieder hervorholen. Ihr Kontaktlinsenspezialist zeigt Ihnen, wie es geht.

Fingerfertiger Umgang

Richtige Handhabung und Pflege wird zur Routine

Nach und nach entwickelt jeder Kontaktlinsenträger seine eigenen Techniken (Kontaktlinsen anpassen – Damit nichts ins Auge geht, KONSUMENT 7/2010). Manchmal nehmen sie die Linse heraus und lutschen sie im Mund. Dass das keine ideale Pflege ist, weiß jeder Träger. Die richtige Handhabung und sorgfältige Pflege will geübt sein und soll zur Routine werden.

Fetthaltige Substanzen aus der Tränenflüssigkeit, Schmutz und Staub sowie Kosmetika lagern sich auf der Linse ab. Daher muss sie auch täglich gereinigt und desinfiziert werden, um sie von Keimen zu befreien, die ihr schaden. So bleibt die Linse glatt und behält ihre Trageeigenschaften. Auch verhindert die Reinigung, dass sich Plaques darauf bilden. Die Wirkung der Reinigungsmittel von Kontaktlinsen beruht auf deren Anteil an Tensiden. Viele sind keimabtötend. Mit dem Reinigungsmittel sollen die Linsen sehr gut gereinigt werden, damit die Kochsalzlösung, in der sie aufbewahrt werden, nicht verunreinigt wird.

Da die Kontaktlinsenträger ihren Linsen nur wenig Zeit widmen wollen, müssen die Reinigungssubstanzen hoch wirksam sein. Für weiche Linsen ist eine flüssige Aufbewahrung in der Zeit, in der sie nicht getragen werden, erforderlich, da sie sonst ihre Form durch Austrocknen des Materials verlieren.

Reinigen, desinfizieren und aufbewahren

Vorbereitung. Waschen Sie sich zuerst Ihre Hände gründlich mit Seife. Trocknen Sie die Hände mit einem Tuch ab.

Herausnehmen

- **Formstabile Kontaktlinse.** Bei Blick nach unten mit dem linken Mittel- und Zeigefinger das Oberlid nach oben und bei Blick nach oben mit dem rechten Mittelfinger das Unterlid nach unten ziehen. Nehmen Sie die Linse aus dem Auge.
- **Weiche Kontaktlinse.** Den Linsenrad mit Daumen und Zeigefinger der rechten Hand die Linse nach unten ziehen und dann vorsichtig zusammendrücken, bis sich die Kontaktlinse leicht vom Auge abhebt. Die Linse kann nun abgenommen werden. Das Ganze mit dem linken Auge wiederholen.

Reinigen. Dann geben Sie zwischen die Finger einen Tropfen Reinigungsflüssigkeit und reiben die Linsen damit rund zwanzig Sekunden ein.

Abspülen. Anschließend spülen Sie die auf den Linsen befindliche Reinigungslösung mit einer Kochsalzlösung ab. Dieser ist auch ein gering konzentriertes Konservierungsmittel beigesetzt.

Desinfizieren. Die gereinigten Linsen legen Sie in die Aufbewahrungslösung. Dort verbleiben sie so lange, bis Sie die Linse später wieder verwenden. Bevor Sie die Linse wieder ins Auge einsetzen, spülen Sie sie mit einer Kochsalzlösung wieder ab, um die Aufbewahrungsflüssigkeit davon zu entfernen. Geben Sie sofern notwendig einen Tropfen Benetzungsflüssigkeit auf die Linse, damit sie sich leichter einsetzen lässt.

Reinigen von Kontaktlinsen erfordert große Sorgfalt

Aufbewahren. Zu guter Letzt spülen Sie den Kontaktlinsenbehälter aus und lassen ihn an der Luft trocknen. Tageslinsen sind von der Prozedur ausgenommen, da sie nach dem Gebrauch weggeworfen werden.

Einmal wöchentlich sollten Sie die Linsen einer Enzymreinigung unterziehen und den Aufbewahrungsbehälter mit einer Bürste säubern.

Wasserstoff zur Reinigung

Oxidationssysteme bieten eine besondere Form der chemischen Art der Desinfektion. Eingesetzt werden sie nur bei weichen Linsen. Dabei wird zwischen Systemen mit oder ohne Konservierungsmittel unterschieden.

Oxidationssysteme arbeiten mit Wasserstoffperoxid (H_2O_2). Diese Verbindung zersetzt sich durch den Einfluss von Metallen, Licht und Wärme zu Wasser und Sauerstoff. Der frei werdende Sauerstoff spaltet die Moleküle vieler organischer Verbindungen auf, deren kleinste von der Linse abgespült werden können.

Wozu dient eine Enzymreinigung?

Enzyme entfernen Protein-Ablagerungen von den Linsen

Eine Enzymreinigung sollte einmal pro Woche durchgeführt werden, um die Linsen von Protein-Ablagerungen zu befreien. Dabei werden die Proteine durch Enzyme aufgespalten, die sich in der Flüssigkeit befinden. Dadurch lassen sie sich leichter abspülen. Die Linsen werden nicht angegriffen.

Aufbewahren am richtigen Ort

- Die Aufbewahrungsbox sollte immer mit ausreichend Desinfektionsflüssigkeit befüllt sein, um die Linse damit zu bedecken. Dies verhindert, dass sich Keime auf der Linse ablagern.
- Reinigen Sie die Linsen täglich – aber nicht mit Leitungswasser, da es kleine Tierchen enthält – die so genannten Akanthamöben, die die Ursache von Hornhautentzündungen und Geschwüren im Auge sein können.
- Achten Sie auf die Haltbarkeit der Reinigungsflüssigkeit.
- Formstabile Linsen brauchen ein anderes Mittel als weiche. Verwenden Sie Pflegemittel, die für Ihre Linsen die geeigneten sind.

Was gilt für den Aufbewahrungsbehälter?

- Spülen Sie ihn täglich aus.
- Erneuern Sie ihn regelmäßig.

Qual der besseren Wahl

Kontaktlinsenträger haben die Wahl zwischen speziellen Pflegemitteln für jeden einzelnen der Pflegeschritte – Reinigen, Abspülen, Desinfizieren und Aufbewahren – oder All-in-one-Lösungen, die alle Komponenten vereinen. Doch ganz gleich, welche Art Pflegemittel zur Anwendung kommt: Sowohl weiche als auch formstabile Kontaktlinsen sollten täglich nach dem Tragen mit dem Finger mechanisch gereinigt, abgespült und regelmäßig von Proteinen befreit werden. Welche Pflegemittel und Systeme zur Kontaktlinse, zum Auge, zum Tränenfilm und zu den Tragegewohnheiten passen, klärt der Kontaktlinsenspezialist. Jemand, der nur einmal wöchentlich Linsen trägt, braucht gegebenenfalls andere Produkte als ein täglicher Nutzer. Ein Träger weicher Kontaktlinsen braucht andere Mittel als ein Hartlinsenträger.

Pflegemittel gibt es viele am Markt

All-in-one-Systeme

All-in-one-Lösungen, auch Kombilösungen genannt, vermeiden die Flaschenparade im Badezimmer; reinigen und desinfizieren die Linsen in einem. Nichts kann verwechselt werden. Allerdings enthalten viele Lösungen Konservierungsmittel, die für Allergiker weniger geeignet sind. Alternativ kommen Peroxidsysteme zum Einsatz. Das darin enthaltene Wasserstoffperoxid desinfiziert zwar besonders gründlich, muss aber nach der Desinfektion über einen festgelegten Zeitraum vollständig neutralisiert sein. Sonst drohen Verätzungen der Augen.

Starke Proteinablagerungen verschwinden mit Proteinentfernungstabletten, die in regelmäßigen Abständen der Aufbewahrungslösung beigefügt werden. Zusätzlich sind Oberflächenreiniger sinnvoll.

Künstliche Tränen

Viele Kontaktlinsenträger beklagen sich über trockene Augen. Benetzungslösungen und Tränenersatzmittel enthalten einen sogenannten Filmbildner, der dafür sorgt, dass das Auge feucht bleibt. Je nach Art des trockenen Auges gibt es unterschiedliche Präparate. Hier ist die Beratung durch den Experten entscheidend.

Experten helfen bei trockenen Augen weiter

Leben mit Kontaktlinsen

Computerarbeit. Formstabile Kontaktlinsen mit ihrer hohen Sauerstoffdurchlässigkeit eignen sich für das Sehen auf Bildschirme und Displays. Sie bedecken nicht die komplette Hornhaut und gleiten mit jedem Lidschlag von oben nach unten. So wird der Tränenfilm ständig ausgetauscht, die Hornhaut mit frischem Sauerstoff und Nährstoffen versorgt. Formstabile Kontaktlinsen können auch lange Zeit am Tag getragen werden.

Sicher geschminkt. Reinigen, pflegen, sprayen – Kontaktlinsen sollen weder mit Seife noch mit Creme in Berührung kommen. Auch Sprays können ihnen schaden. Die Partikel lagern sich schnell auf den Linsen ab und verschmutzen sie. Haarspray, Deospray und Parfum deshalb immer vor dem Einsetzen der Kontaktlinsen benutzen – und nicht erst danach.

Auf Reisen. Kontaktlinsenträger müssen etwas mehr einpacken als andere: Pflegemittel, Benetzungsflüssigkeit, Behälter und Ersatzlinsen sind unverzichtbar. Denn in manchen Ländern können manche Produkte nicht verfügbar sein. Nicht vergessen sollten Sie auf eine Ersatzbrille. Diese sollten Sie vor allem im Auto immer griffbereit haben.

Sport. Wer sportelt, schwitzt viel und regt den Stoffwechsel an. Die Hornhaut verbraucht viel Sauerstoff. Kontaktlinsen müssen beim Sport andere Anforderungen bestehen. Es kann also durchaus sein, dass Kontaktlinsenträger während des Sports auf andere Linsen umsteigen müssen. Viele entscheiden sich dabei auch für Tageskontaktlinsen.

Schwangerschaft. Die hormonelle Umstellung hat auch Auswirkungen auf die Augen. Einige Kontaktlinsenträgerinnen klagen über trockene, müde, gereizte oder geschwollene Augen. Das hat zur Folge, dass der Tragekomfort der Linsen nachlassen kann. Viele steigen daher in dieser Zeit auf die Brille um.

Allergien. Formstabile Kontaktlinsen haben den Vorteil, dass Ablagerungen auf der Oberfläche weniger gut anhaften als auf weichen Linsen und sie sich auch besser beseitigen lassen. Die Träger weicher Kontaktlinsen verwenden in der Pollenzeit am besten Tageslinsen, die am Ende des Tages entsorgt werden.

Medikamente. Medikamente können die Verträglichkeit von Kontaktlinsen verschlechtern. Das betrifft beispielsweise einige Beta-Blocker, Antibiotika, Antihistaminika, Antidepressiva und auch die Anti-Baby-Pillen. Diese können unter anderem auch die Menge und die Zusammensetzung der Tränenflüssigkeit beeinflussen. Patienten klagen dann öfters über trockene, brennende oder lichtempfindliche Augen. Einige Medikamente können zudem die Sehleistung verringern.

Medikamente können die Zusammensetzung der Tränenflüssigkeit beeinflussen

Krankheiten. Verzichten Sie bei akuten Augenkrankheiten auf das Tragen von Linsen, da Sie damit das Auge zusätzlich reizen. Nach einem operativen Eingriff tragen Sie besser eine Brille. Bei Krankheiten verändert sich der Stoffwechsel und führt zu einem höheren Sauerstoffbedarf der Hornhaut.

Probleme beim Tragen

Kontaktlinsen haben gegenüber Brillen die Vorteile, dass sie nicht beschlagen und für mehr Bewegungsfreiheit sorgen. Doch sie bergen auch Risiken. Eines davon ist im Fall von weichen Linsen, wenn diese Tag und Nacht getragen werden, dass Infektionen an der Hornhaut auftreten können. Andere Symptome und Beschwerden kündigen sich frühzeitig an.

Gerötete Augen. Auf Reizungen reagiert die Bindehaut sofort. Überschreiten Sie die Tragezeit der Linsen, reagiert sie sofort. Rötungen treten auf. Auch verrauchte Luft und klimatisierte Räume tragen dazu bei. Sorgen Sie für viel Frischluft und tropfen Sie die Augen mit Benetzungsflüssigkeit ein. Eine Möglichkeit wäre auch, die Linsen herauszunehmen und eine Brille zu tragen. Sollten sich keine Besserung einstellen oder Schmerzen auftreten, gehen Sie zum Augenoptiker oder zum Augenarzt.

Kontaktlinsen können Infektionen hervorrufen

Trockenheit. Müssen Sie öfters zwinkern, um wieder klar zu sehen, oder scheinen die Linsen am Auge zu „kleben", liegt es meist am zu geringen oder schlechten Tränenfilm oder am Linsenalter. Linsen können aber auch austrocknen, wenn sie zu fest sitzen. Tropfen Sie als Soforthilfe die Augen mit der Benetzungsflüssigkeit ein. Lassen Sie den Sitz der Linsen vom Augenarzt oder dem Augenoptiker überprüfen, die den Ursachen auf den Grund gehen. Die Hornhaut reagiert sensibel auf Veränderungen der Luft. Wenn die Hornhaut gestört ist, quillt die mittlere Schicht auf. Dieses sogenannte Hornhautödem zieht Sehverschlechterungen vor allem in der Dämmerung nach sich. Auch nimmt die Blendempfindlichkeit zu. Abhilfe schaffen das Eintropfen mit Benetzungsflüssigkeit und frische Luft. Im Fall von Schmerzen nehmen Sie die Linsen heraus. Suchen Sie einen Augenarzt oder einen Augenoptiker auf. Eine vitaminhaltige Ernährung kann die Trockenheit im Auge bessern.

Häufiges Zwinkern kann ein Hinweis auf Sauerstoffmangel der Hornhaut sein

Sehhilfen für blinde und sehbehinderte Menschen

Bei einigen Augenerkrankungen helfen Brille und Kontaktlinsen nicht mehr weiter. Vor allem Menschen mit Netzhauterkrankungen, bei denen die Makula, die Stelle des schärfsten Sehens, krankhaft verändert ist, brauchen oft sogenannte vergrößernde Sehhilfen. Diese gibt es in breiter Palette als optische Hilfsmittel oder in Form von elektronischen Hilfen. Was sich aber für den Einzelnen eignet, muss individuell ermittelt werden. Dabei spielen die Erkrankung selbst, ihr Verlauf, die Lebensgewohnheiten und die Ansprüche des Betroffenen eine wichtige Rolle.

Übung macht den Meister

Darüber hinaus will der Umgang mit diesen Geräten erlernt sein. Es erfordert eine gewisse Übung und Anpassungsbereitschaft, um sich auf eine „neue Art des Lesens“ einzustellen. Manche Geräte müssen z.B. dicht vor die Augen gehalten werden, weshalb nur ein kleiner Bereich dargestellt werden kann und man dann der Schrift nachfahren muss.

Einfach besser im Bilde

Verstärkte Lesebrille. Sie vergrößert bis zu zweifach und eignet sich für eine Sehschärfe ab ca. 0,2

Fernrohr-Lupenbrille. Sie vergrößert 2- bis 12-fach und eignet sich für eine Sehschärfe ab ca. 0,1. Die Handhabung ist für viele eine Herausforderung und braucht Übung. Sie eignet sich etwa für Fernsehen.

Elektronische Lupen. Mittels einer eingebauten Kamera wird die Vorlage entsprechend vergrößert und auf einem Bildschirm im Format von ungefähr 5 Zoll wiedergegeben. Vorteil gegenüber einer optischen Lupe: Der Benutzer kann selbstständig den Vergrößerungs-Faktor auswählen. Dies ist bei einer optischen Lupe nicht möglich. Ferner wird das stark vergrößerte Bild nicht verzerrt (wie dies bei einer optischen Lupe der Fall wäre). Diese Lupen bieten auch noch die Möglichkeit, den Kontrast entsprechend zu verstärken, damit man die Schrift deutlich besser erkennen und lesen kann. Einsatzgebiet: beim Einkaufen Preisschilder, Ablaufdaten etc. lesen und unterwegs eine Speisekarte, Fahrplan, Aufschriften usw. lesen zu können.

Die Technik hilft blinden und sehbehinderten Menschen heute weiter

Elektronische Großfeldlupen. Diese funktionieren ähnlich wie elektronische Lupen; nur dass sie eine größere Bildfläche (7–12 Zoll) bieten und meist nicht mehr in der Hand gehalten, sondern direkt auf die Vorlage gestellt werden. Die Schriftgrößen und der Kontrast können individuell eingestellt werden.

Monokulares Fernrohr. Dieses dient vor allem dazu, sich unterwegs besser orientieren zu können. Mit ihm kann man zum Beispiel ein Straßenschild ins Auge fassen.

Elektronisches Bildschirm-Lesegerät. Für das Lesen längerer Texte wie Briefe, Bücher oder Zeitungen empfehlen sich stationäre Geräte, die an einem fixen Platz aufgestellt werden. Ein Bildschirm-Lesegerät vergrößert 2- bis 70-fach und eignet sich für die Sehschärfe ab ca. 0,05. Mit einer Kamera wird ein Text aufgenommen und auf einem Bildschirm

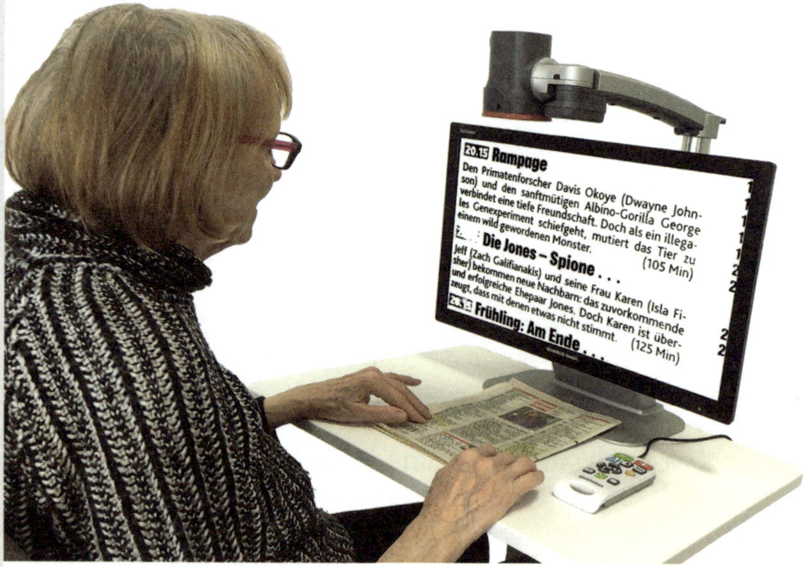

Bildschirmlesegerät GoVision Pro: Das Lesen von Zeitungen wird einfacher

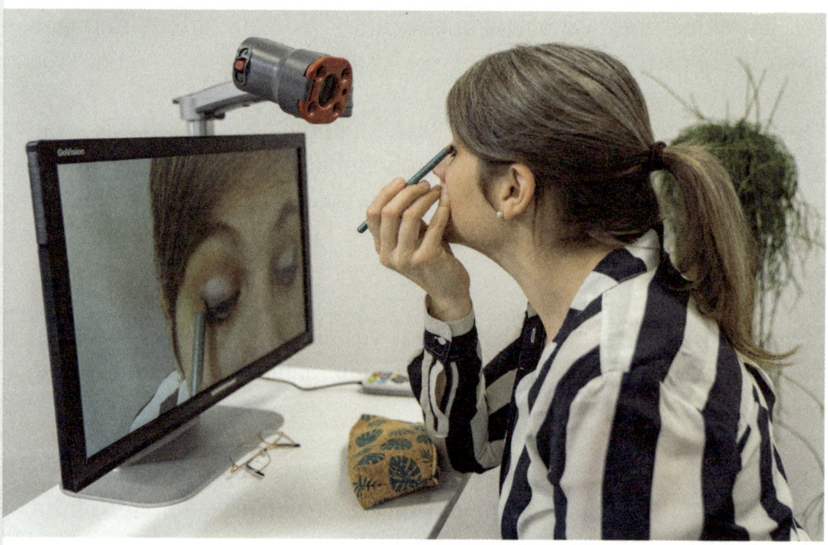

Bildschirmlesegerät GoVision Pro beim Schminken

Fotos: Sehkreis GmbH

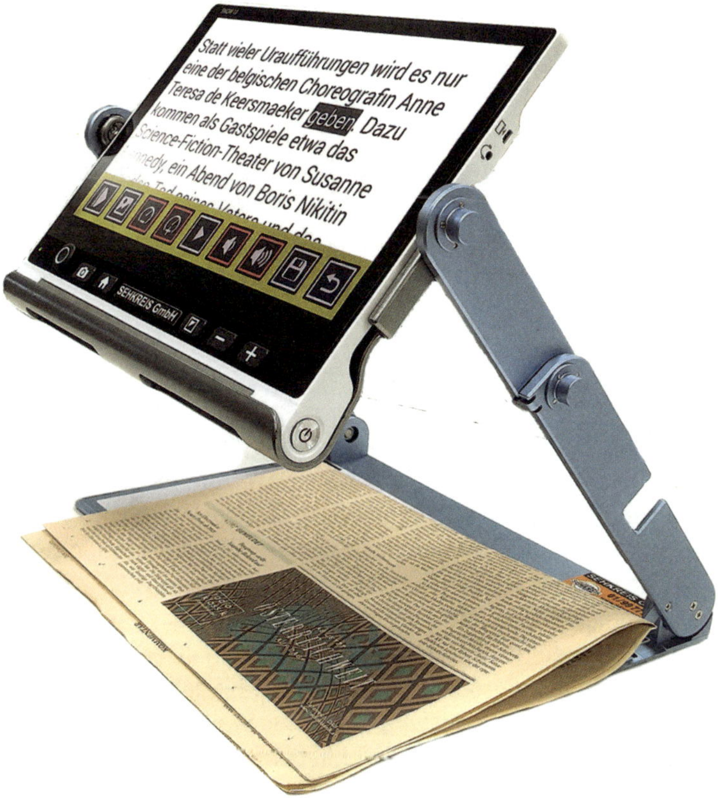

Elektronische Großflächenlupen können einen Text um das bis zu 70-Fache vergrößern

Preise für Sehhilfen

- Optische Lupen: 40–120 Euro
- Optische Sehhilfen (Lupenbrillen, Kantenfilterbrillen u.a.): 150–1.200 Euro
- Elektronische Lupen: 750–2.500 Euro
- Bildschirmlesegeräte: 2.400–6.000 Euro
- Vorlesegeräte: 3.000–5.400 Euro

wiedergegeben. Auch eine ganze Seite kann dargestellt werden. Damit kann ein Buch gelesen werden. Auch gibt es Modelle mit Sprachausgabe. Optimal ist es, wenn der Bildschirm ergonomisch vor dem Anwender positioniert wird.

Vorlesegeräte. Diese eignen sich für Personen, deren Sehrest so gering ausfällt, dass mit einem Bildschirmlesegerät trotz sehr starker Vergrößerung nicht mehr gelesen werden kann. Mit dem Gerät wird Text zuerst gescannt und dann vorgelesen.

PC-Lösungen

Computerprogramme erleichtern den Alltag vieler blinder und sehbehinderter Menschen

Für den PC wurden spezielle Programme entwickelt, die einem sehbeeinträchtigten Menschen durch entsprechende Vergrößerung und Sprachausgabe ermöglichen, den Computer zu bedienen. Dazu gehört auch das Installieren eines Bildschirm-Schwenkarmes, um die Ergonomie beim Arbeiten deutlich zu verbessern. Sehbeeinträchtigte Menschen sitzen meist nur wenige Zentimeter vom Bildschirm entfernt. Wenn er sich nicht auf Augenhöhe befindet, kann dies zu Nackenschmerzen o.Ä. führen. Darüber hinaus gibt es Vergrößerungsprogramme für den Computer, Spracherkennungs- sowie Sprachausgabe-Software, Braillezeilen für Blinde, die mit der Tastschrift umzugehen gelernt haben, und vieles andere mehr.

Spezielle Apps

Jedes Smartphone bietet die Möglichkeit, sich damit Texte vorlesen zu lassen. Diese Apps sind auf Smartphones bereits vorinstalliert. E-Mails oder Textnachrichten können damit vorgelesen werden. Auch die Spracheingaben funktionieren mittlerweile gut.

Beratung zählt

Um das Problem des einzelnen Menschen und die technische Lösung zueinander zu bringen, sind persönliche Beratung und eigenständiges

Ausprobieren notwendig. Das ist bei spezialisierten Fachgeschäften, den Augenoptikern, bei Orthoptisten und auch in Sehhilfeambulanzen von Krankenhäusern möglich. Nähere Auskünfte erteilen auch der Blinden- und Sehbehindertenverband Österreich oder die jeweiligen Hersteller von Geräten.

Direkte Verrechnung mit Kostenträgern

Ein Großteil der Kostenträger wie die Krankenkassen, Fonds Soziales Wien (FSW) oder die Bezirkshauptmannschaften verrechnet direkt mit der Lieferfirma des Geräts. Der Kunde kann die Sehhilfe bei einem spezialisierten Fachgeschäft vorab ausborgen und feststellen, ob sie die passende Lösung ist.

Heilbehelfe und Hilfsmittel

Heilbehelfe und Hilfsmittel sind Gegenstände, die zur Heilung einer Krankheit beitragen oder den Gesundheitszustand nach einer Krankheit wieder bessern oder festigen (z.B. Brillen oder Diabetikerbedarf) oder aber einen Körperteil oder eine mangelnde Körperfunktion ersetzen (z.B. eine vergrößernde Sehhilfe oder ein Hörgerät). Sie werden von einer Vertragspartnerin oder einem Vertragspartner der Gesundheitskasse zur Verfügung gestellt. Für Heilbehelfe und Hilfsmittel wie z.B. Brillen, Kontaktlinsen und vergrößernde Sehhilfen übernimmt die Österreichische Gesundheitskasse (ÖGK) die Kosten, wenn eine Verordnung dafür vorliegt. Gezahlt werden muss in der Regel nur ein Selbstbehalt.

Kontaktlinsen können ins Geld gehen

Linsen haben ihren Preis

Der Preis für formstabile Linsen (harte Linsen) liegt zwischen 300 und 500 Euro. Bei weichen Linsen hängt es davon ab, wie oft sie getragen werden und ob es sich um Tages-, Wochen-, Monats- oder Jahreslinsen handelt. Individuelle Anfertigungen für Linsen können bis zu 600 Euro kosten.

Hinzu kommt dabei unter Umständen noch ein zusätzliches Honorar für die Anpassung und Einschulung. Krankenkassen übernehmen nur einen Teil der Kosten. Die Zuschüsse sind abhängig von den Dioptrien und vom Alter des Versicherten.

Der Weg zum Heilbehelf oder Hilfsmittel

- Sie brauchen eine Verordnung.
- Sie gehen zum Vertragspartner der ÖGK oder zum berechtigten Fachbetrieb, z.B. Optiker, Bandagisten, Hörgeräteakustiker.
- Für manche Heilbehelfe und Hilfsmittel ist eine Bewilligung der ÖGK notwendig. Darum kümmert sich in der Regel die Vertragspartnerin oder der Vertragspartner und gibt Ihnen weitere Informationen.
- Bei tariflich nicht geregelten Produkten ist zusätzlich auch ein Kostenvoranschlag des Vertragspartners, der die Leistung erbringen wird, notwendig. Im Regelfall leitet der Vertragspartner die erforderlichen Unterlagen an die ÖGK weiter.
- Für bestimmte Heilbehelfe und Hilfsmittel gibt es eine Mindestgebrauchsdauer, so etwa auch für Brillen und Kontaktlinsen oder andere Sehbehelfe.

Kosten und Selbstbehalt

Die Krankenkasse zahlt nicht alles

Erfolgt der Bezug von Heilbehelfen und Hilfsmitteln bei einem Vertragspartner, ist in der Regel ein Selbstbehalt zu bezahlen. Für Brillen, Kontaktlinsen oder vergrößernde Sehhilfen bezahlen Versicherte 10 Prozent der Kosten selbst, mindestens aber 113,40 Euro (Wert für das Kalenderjahr 2022).

Auch die Krankenkassenbrille ist nicht kostenlos. Der Selbstbehalt beträgt 113,40 Euro. Der Mindestkostenanteil für mitversicherte Angehörige bis zum 27. Lebensjahr beträgt 37,80 Euro (Stand: Frühjahr 2022). Kinder bis zum vollendeten 15. Lebensjahr sowie Personen, die von den Rezeptgebühren befreit sind, müssen keinen Kostenanteil zahlen. Der Kassenzuschuss hängt von den Dioptrienwerten ab. Für folgende Personen entfällt der Selbstbehalt:

- Kinder unter 15 Jahren
- Kinder, für die Anspruch auf erhöhte Familienbeihilfe besteht (unabhängig vom Alter)
- Personen, die wegen Vorliegens einer besonderen sozialen Schutzbedürftigkeit von der Rezeptgebühr befreit sind (z.B. Bezieherinnen und Bezieher der Ausgleichszulage zu einer Pension aus der Pensionsversicherung). Personen, die aufgrund der Rezeptgebührenobergrenze (REGO) befreit sind, müssen jedoch weiterhin den Selbstbehalt zahlen.

Für folgende Personen gibt es bei Erwerb von Brillen, Kontaktlinsen oder vergrößernden Sehhilfen einen verringerten Selbstbehalt von 37,80 Euro (Wert für das Kalenderjahr 2022):

- Kinder, die das 15. Lebensjahr bereits vollendet haben und als Angehörige im sozialversicherungsrechtlichen Sinn gelten

Mindestgebrauchsdauer von Heilbehelfen und Hilfsmittel

Für die verschiedenen Heilbehelfe und Hilfsmittel ist eine Mindestgebrauchsdauer festgesetzt. Diese ist in der Krankenordnung der Österreichischen Gesundheitskasse (ÖGK) festgelegt. Die Vertragspartnerinnen und Vertragspartner wissen über die Mindestgebrauchsdauer Bescheid.

Mindestgebrauchsdauer muss beachtet werden!

Vor Ablauf der Gebrauchsdauer wird der gleiche Heilbehelf oder das gleiche Hilfsmittel nur dann neu geleistet, wenn dies aus besonderen

Noch ein Hinweis

Nicht alle am Markt verfügbaren vergrößernden Sehhilfen und sonstigen Geräte, die für blinde oder sehbehinderte Menschen angeboten werden, erfüllen die Kriterien für eine Kostenübernahme durch die ÖGK. Bei manchen Produkten (z.B. Braillezeile, Lesecomputer, Vorlesegeräte, Lampen und Spezialbeleuchtungen, Lesepulte) liegt die Zuständigkeit bei den Bundesländern – im Rahmen der Behindertenhilfe oder auf Basis der Sozialhilfegesetze der Länder.

Gründen und ohne ein Verschulden der/des Versicherten bzw. der/des Angehörigen notwendig wurde. In diesem Fall ist eine vorherige Bewilligung durch die ÖGK notwendig.

Sind Heilbehelfe oder Hilfsmittel auch nach Ablauf der Gebrauchsdauer noch gebrauchsfähig, wird der gleiche Heilbehelf oder das gleiche Hilfsmittel nicht neuerlich bereitgestellt.

Bei Diebstahl oder Verlust kann eine Beistellung der Behelfe innerhalb der Gebrauchsdauer nicht erfolgen.

Was ins Auge gehen kann

Fremdkörper, Verletzungen oder trockene Augen können jederzeit auftreten. Hier kommt ein Überblick über die wichtigsten Beeinträchtigungen.

Verletzungen am Auge

Sei es beim Sport oder beim Spielen – Augenverletzungen können öfters passieren und sollten von Augenärzten immer fachgerecht behandelt werden.

Blaues Auge

Ein blaues Auge (umgangssprachlich auch als „Veilchen" bezeichnet) entsteht nach einer äußeren Prellung im Lidbereich des Auges. Es ist eine Blutung (Bluterguss oder Hämatom) und tritt meist nach einer Schlägerei oder einem Stoß auf. Ein blaues Auge zählt zu bekannten Verletzungen von Torhütern.

Ein blaues Auge wirkt sich nicht auf die Sehkraft aus

Das Auge schwillt an und Blut sickert unter die Haut, die sich rund um das Auge befindet. Dadurch entsteht auch die bekannte Färbung. In den ersten 24 bis 48 Stunden sollte auf das Auge ein Eisbeutel gelegt werden, um Schmerzen sowie Schwellung zu lindern. Ein blaues Auge hat keine Auswirkungen auf die Sehkraft, die damit einhergehenden Verletzungen sollten aber ernst genommen werden.

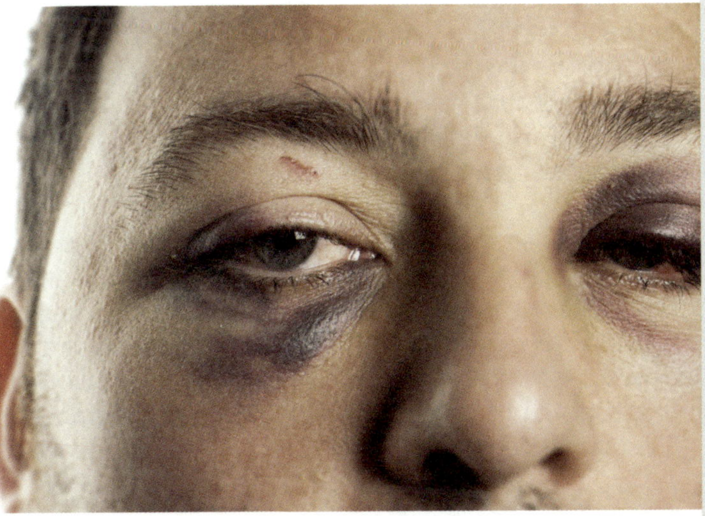

tlorna/Shutterstock.com

Beim blauen Auge entsteht ein Bluterguss unter der Haut

Fremdkörper im Auge

Lassen Sie Fremdkörper vom Facharzt entfernen

Wenn ein Fremdkörper ins Auge eindringt, sollten Sie ihn auf keinen Fall selbst entfernen, sondern umgehend einen Augenarzt aufsuchen. Er soll ihn entfernen. Denn Sie könnten das Auge noch schwerer verletzen. Metallische Gegenstände können schnell einen Rostring und eine Narbe bilden. Sie sollten daher schnellstmöglich fachmännisch entfernt werden. Falls möglich, sollte das Auge auf dem Weg zum Arzt locker abgedeckt werden.

Augenverätzungen

Wenn – abgesehen von Wasser – eine andere Substanz ins Auge gelangt, kann dies ernsthafte Folgen haben. Manche brennen oder stechen nur vorübergehend unangenehm, andere haben ernsthafte Verletzungen zur Konsequenz. Die Zusammensetzung der jeweiligen Chemikalie ist hier sehr entscheidend.

Säuren.Säuren verursachen mitunter starke Rötungen und Brennen im Auge. In der Regel lassen sie sich aber recht einfach auswaschen.

Basen. Wesentlich gefährlicher als Säuren sind für die Augen Substanzen, die basisch, also alkalisch, sind. Schwere chemische Verätzungen mit diesen Stoffen können zu einer Perforation des Auges, Narbenbildung, Infektionen und Erblindung führen. Das liegt daran, dass die meisten dieser Substanzen Lauge enthalten.

Meist kommen solche Stoffe durch Spritzer ins Auge. Um sie auszuwaschen, halten Sie den Kopf für 15 Minuten unter lauwarmes Wasser. Das Wasser sollte einfach über das betroffene Auge laufen, ohne dass mit den Händen daran gerieben wird. Danach muss sofort ein Augenarzt, eine Augenärztin oder eine Notaufnahme aufgesucht werden. Wichtig ist, dass dem Arzt genau beschrieben werden kann, wie die entsprechende Substanz ins Auge gelangt ist und um worum es sich dabei handelt.

Hornhautabschürfungen

Eine häufige Ursache von Hornhautabschürfungen sind Partikel. Diese können bei einer Explosion, durch den Wind oder auch durch Schleifen, Hämmern, Sägen oder ähnliche Arbeiten ins Auge gelangen. Schlecht angepasste, verunreinigte oder trotz trockener Augen getragene Kontaktlinsen können ebenfalls dafür verantwortlich sein. Andere Ursachen können Fingernägel, Haarbürsten, Baumäste oder Gegenstände zum Auftragen von Make-up sein.

Eine Hornhautabschürfung kann Schmerzen, Tränen und das Gefühl eines Fremdkörpers im Auge verursachen. Gelegentlich kommt es zu Schwellungen des Lides und des Auges selbst. Licht kann das Auge reizen. Es sollte auf jeden Fall umgehend eine Augenärztin, ein Augenarzt aufgesucht werden.

Hornhautabschürfungen führen zu Schmerzen oder Tränen im Auge

Die Behandlung

Die Zellen an der Oberfläche des Auges erholen sich meist schnell innerhalb von wenigen Tagen. Die augenärztliche Behandlung erfolgt durch die Entfernung eines etwaigen Fremdkörpers, Antibiotika sowie eine Schmerzbehandlung. In der Regel wird für einige Tage eine antibiotische Salbe zur Infektionsprophylaxe verschrieben.

Augenschwellung

Geschwollene, verquollene Augen und -lider können von einem Schlag auf das Auge verursacht worden sein. Die beste Sofortbehandlung ist ein auf das Auge gelegter Eisbeutel. Es ist möglich, dass sich ein blaues Auge (siehe ► Seite 121) bildet.

Traumatische Iritis

Darunter versteht man eine Entzündung des farblichen Bereiches des Auges. Eine traumatische Iritis tritt hin und wieder nach einer Augenverletzung auf, konkret beispielsweise durch einen Schlag oder Stich ins Auge. Auch eine Verletzung mit einem stumpfen Gegenstand, z.B. durch einen Ball, kann dafür die Ursache sein. Eine traumatische Iritis muss ärztlich behandelt werden. Das Risiko einer dauerhaften Schädigung der Sehkraft besteht dennoch.

Orbitabodenfraktur und Hyphäma

Eine Blutung in der vorderen Augenkammer, dem Raum zwischen Hornhaut und Iris, nennt man Hyphäma. Bei einer Orbitabodenfraktur handelt es sich um einen Bruch der sich rund um das Auge befindenden Knochen.

Bei beiden handelt es sich um ernsthafte Verletzungen, die nur durch eine schwerwiegende stumpfe Gewalteinwirkung entstehen. Medizinische Notfälle wie diese müssen unbedingt sofort behandelt werden.

Subkonjunktivale Blutung (Augenblutung)

Bei einer Augenverletzung suchen Sie sofort den Facharzt auf

Eine solche Blutung sieht zwar schlimm aus, ist aber schmerzlos und führt zu keinem Verlust der Sehkraft. Dabei kommt es zum Austreten von Blut aus einem oder mehreren Rissen eines Blutgefäßes zwischen der Sklera, dem weißen Bereich des Auges, und der Bindehaut. Solche Blutungen sind häufig und können bereits bei geringfügigen Augenverletzungen auftreten. Im Laufe der Zeit geht das Blut zurück und das Auge sieht wieder normal aus.

Was tun bei einer Augenverletzung?

Bei einer Augenverletzung muss sofort ein Augenarzt aufgesucht werden. Betroffene sollten jede Verletzung als potenziellen Notfall betrachten und keine Zeit verlieren. Dem Arzt sollte außerdem mitgeteilt werden, ob der Betroffene Kontaktlinsen trägt, damit festgestellt werden kann, ob diese vielleicht herausgenommen werden müssen.

Das Gerstenkorn

Ein rotes Augenlid ist ein Anzeichen für ein Gerstenkorn

Bei einem Gerstenkorn handelt es sich um eine – meist harmlose – bakterielle Entzündung der Lidranddrüsen. Gleich zu Anfang der Entzündung zeigt sich eine Rötung des Augenlids. Wird es berührt, dann schmerzt es. Im Lauf der Zeit entwickelt sich eine helle Eiterkuppe, das namengebende Gerstenkorn, fachsprachlich auch Hordeolum genannt.

Ursachen und Symptome

Die Ursache eines Gerstenkorns ist eine bakterielle Infektion. Sie entsteht durch Verschmutzungen des Lidrandes. Oft sind es Staphylokokken auf der Haut und den Schleimhäuten, die z.B. durch Augenreiben mit ungewaschenen Händen an die Lidränder gelangen können.

Ein Gerstenkorn entsteht dann, wenn die Bakterien sich in den Talg- oder Schweißdrüsen vermehren und die Drüsen sich entzünden. Begünstigt wird die Entstehung durch ein geschwächtes Immunsystem. Treten Gerstenkörner wiederholt oder gleichzeitig auf, sollte unbedingt ein Arzt

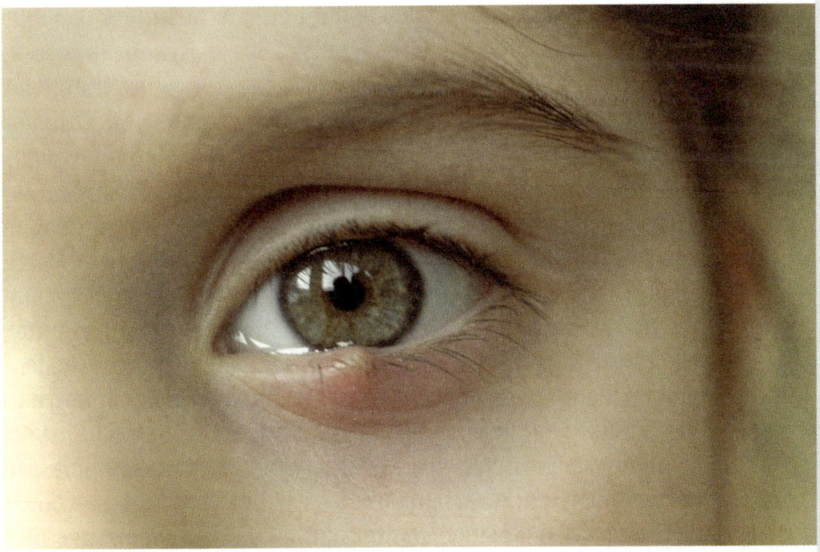

sebos/Shutterstock.com

Beim Gerstenkorn ist das Augenlid entzündet. Zu sehen ist darin ein kleiner Knoten

aufgesucht werden, da das Immunsystem durch eine andere Erkrankung, z.B. einen Diabetes mellitus, geschwächt sein könnte.

Knoten aus Eiter

Wie die rötliche Schwellung des Lidrandes aussieht, hängt damit zusammen, welche Drüse genau betroffen ist. Meist ist das eine der Meibom-Drüsen. Das sind jene Talgdrüsen, die für die Produktion der Fettschicht der Tränendrüsen verantwortlich sind. Sie befinden sich an der inneren Seite des Augenlides, weshalb ein Gerstenkorn dort oft erst beim Umklappen des Lides zu sehen ist und es Hordeolum internum, oder inneres Gerstenkorn, genannt wird. Es sieht aus wie ein Eiterpickel, ein mit Eiter gefüllter Knoten.

Das äußere Gerstenkorn

Bei einem äußeren Gerstenkorn ist ein Knoten auf den ersten Blick im Bereich der Wimpern zu sehen. Ein Hordeolum externum entsteht, wenn sich die Zeis- oder Moll-Drüsen entzünden. Bei Letzteren handelt es sich um Schweißdrüsen, Zeis-Drüsen sind Talgdrüsen. Beide sind in der Nähe der Wimpern zu finden.

Behandlung eines Gerstenkorns

Feuchte Umschläge mit Kamille eignen sich zur Behandlung

Eine Behandlung ist bei einem Gerstenkorn nicht immer zwingend erforderlich. Oft wird der Eiter vom Körper abgebaut, oder das Hordeolum öffnet sich und der Eiter fließt ab. Dadurch kommt es zu einem Nachlassen des Schmerzes und die Entzündung klingt ab. Die Heilung kann durch trockene Wärme unterstützt und beschleunigt werden. Hausmittel, wie feuchte Umschläge mit Kamille sind zur Behandlung eines Gerstenkorns hingegen nicht ratsam, weil es so zu einer Keimverschleppung und zu einer Ausbreitung der Infektion kommen kann.

Überschreitet ein Gerstenkorn die Dauer von einer Woche, oder lassen die Schmerzen nicht nach, ist ein Arztbesuch notwendig. Der Knoten kann dann durch einen kleinen Schnitt geöffnet werden, damit der Eiter abfließen kann. Außerdem kann eine Salbe oder antibiotisch wirkende Augentropfen verschrieben werden, um zu verhindern, dass sich die Entzündung weiter ausbreitet.

Hände weg

Betroffene sollten unbedingt davon absehen, ein Gerstenkorn selbst zu öffnen oder es auszudrücken, weil sich dadurch die Infektion auf weitere Lidranddrüsen, die Augenhöhle oder auch die Bindehaut ausweiten kann. Stattdessen sollte ärztliche Hilfe in Anspruch genommen werden. Augenärzte können – auch wenn keine Behandlung notwendig ist – wichtige Hinweise zur Lidrandpflege geben. Bei allgemeinem Krankheitsgefühl, Fieber oder einer Schwellung der Lymphknoten sollten Betroffene sofort zum Arzt gehen. Ein Gerstenkorn ist ansteckend und kann auch das andere, gesunde Auge befallen. Daher ist ein gründliches Waschen der Hände nach der Berührung des Gerstenkorns notwendig.

Ein Gerstenkorn sollte nicht unterschätzt werden

Das Glaukom – der grüne Star

Als Glaukom bezeichnet man eine ganze Gruppe von Krankheiten des Sehnervs, die ein gemeinsames Erscheinungsbild haben. Die verschiedenen Formen von Glaukomen sind teilweise sehr unterschiedlich. Bei 50 bis 70 Prozent der Glaukompatienten erhöht sich der Augendruck, beim Rest ist das nicht der Fall, obwohl sie ebenfalls ein Glaukom haben. Bei beiden Möglichkeiten sprechen die Patientinnen und Patienten auf dieselbe Form der Therapie, eine Senkung des Augendruckes, an. Es kommt auch vor, dass der Augendruck nur leicht erhöht ist, sodass Betroffene erst mit der Zeit etwas davon bemerken, wenn die Qualität der Wahrnehmung im Gesichtsfeld nachlässt. Dann wiederum gibt es Formen von Glaukomen, bei denen der Druck so stark ansteigt, dass dies sich in Form von Kopfschmerzen, Übelkeit oder Erbrechen äußert. Bei diesen Formen kann sich der Augendruck innerhalb von 30 bis 60 Minuten mehr als verdreifachen. Diese spezielle Form von Glaukom wird üblicherweise durch einen Platzmangel in der vorderen Augenkammer verursacht. Trotz

Beim Glaukom ist der Sehnerv betroffen

der unterschiedlichen Varianten werden diese Krankheiten unter dem Begriff Glaukom zusammengefasst, weil die Schädigung des Sehnervs dieselbe ist: Alle Erscheinungsformen weisen dasselbe charakteristische Schadensbild am Kopf des Sehnervs auf.

Die Untersuchung

Bei der Diagnose wird – neben einer Erhebung der Krankheitsgeschichte – auch der Augeninnendruck gemessen und der Sehnerv untersucht. Stellt sich der Nerv als gesund dar, liegt höchstwahrscheinlich kein Glaukom vor.

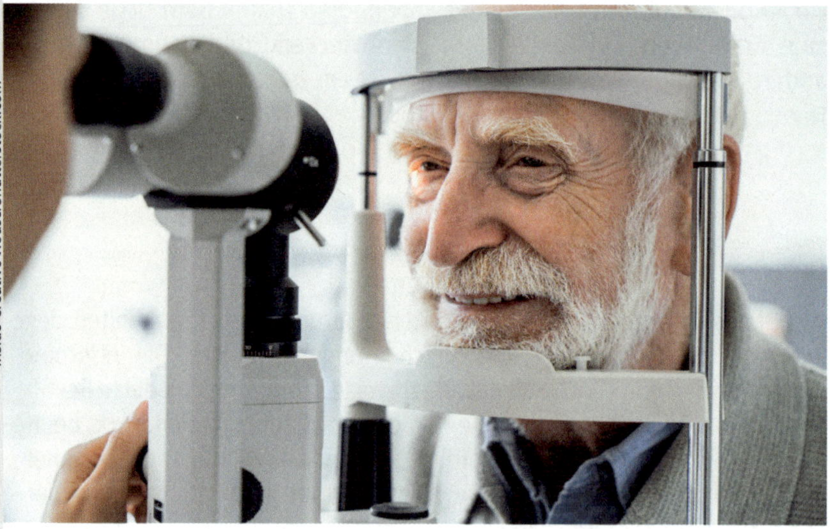

Inside Creative House/Shutterstock.com

Häufige Glaukomarten

Offenwinkelglaukom

Das häufigste Glaukom ist das sogenannte primäre Offenwinkelglaukom. Dabei gibt es keinen Winkelblock und es verläuft für viele Jahre ohne

Symptome. Betroffene können ohne Einschränkung sehen, obwohl es bereits zu irreversiblen Schäden an Nervenzellen kommt. Erst wenn ein Großteil der Nervenfasern betroffen ist, wird eine Einschränkung des Gesichtsfeldes bemerkt. Das Gesichtsfeld wird dann immer mehr eingeschränkt und besteht schließlich nur noch aus einer kleinen Insel im Zentrum. Die Orientierung im Raum wird für die Menschen dadurch immer schwerer, obwohl das scharfe zentrale Sehen lange erhalten bleibt. Häufig klagen Betroffene über Lichtempfindlichkeit, selbst bei normalem Tageslicht. Warum dieses Glaukom bei jemandem entsteht, kann nicht mit großer Gewissheit gesagt werden. Erbliche Faktoren und familiäre Häufungen spielen dabei aber eine Rolle.

Ein fortgeschrittenes Glaukom schränkt das Gesichtsfeld nach und nach ein

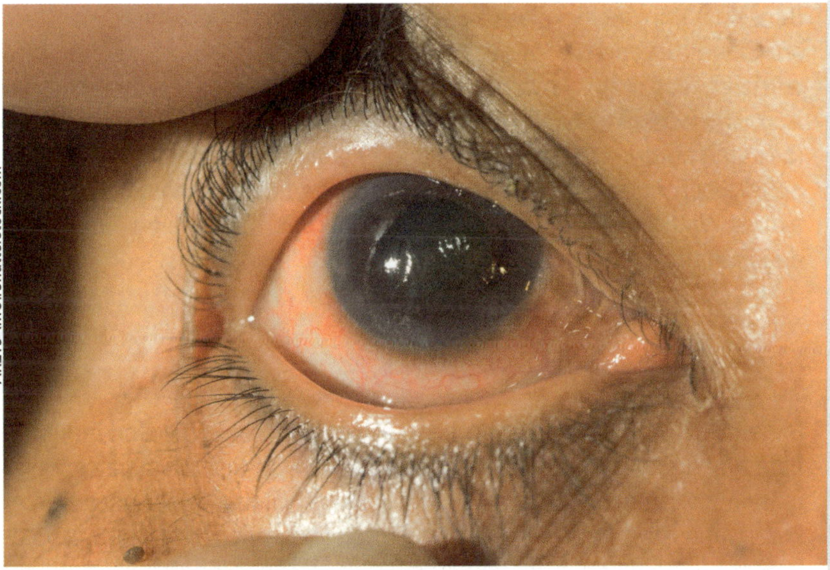

ARZTSAMUI/Shutterstock.com

Eine fortgeschrittene Glaukomerkrankung

Störung der Kapsel

Eine weitere, oft vorkommende Art ist das Pseudoexfoliationsglaukom. Seine Ursache liegt bei einer Störung der linken Kapsel, auf der sich fälschlicherweise eine Membran ablagert, die durch die Bewegungen der Iris abgeschabt und im Auge verteilt wird. Dabei formiert sich ein weißes, feinschuppiges Material ringförmig auf der Oberfläche der Linse. Das führt oft zu sehr aggressiven Glaukomen mit wesentlich höheren Augendruckwerten als beim Offenwinkelglaukom. Deshalb ist hier von einem schnelleren Fortschreiten des Schadens am Sehnerv auszugehen. Auch hier spielen genetische Faktoren eine Rolle, ihr Nachweis reicht aber nicht aus, um die Entstehung abschließend zu erklären. Es trifft auf die meisten Glaukomarten zu, dass die Kausalkette, warum sich ein Glaukom bei einem Menschen bildet, nicht ausreichend geklärt werden kann.

Übelkeit und Kopfschmerzen

Ein Glaukom kann verhindert werden

Bei einem Winkelblockglaukom steigt der Augendruck schnell sehr stark an. Eine Blockade des Augenwasserabflusses aus dem hinteren in den vorderen Augenabschnitt verlegt den sogenannten Kammerwinkel im Auge. Typischerweise leiden die Patienten unter heftigen Schmerzen, die meist mit ebenso heftiger Übelkeit und Kopfschmerzen einhergehen. Am betroffenen Auge wird das Sehen milchig und das Auge ist gerötet. Ein akutes Winkelblockglaukom ist ein Notfall und bedarf einer sofortigen augenärztlichen Behandlung.

Vorbeugung gegen ein Glaukom

Die einzige Möglichkeit der Vorbeugung gegen Glaukome sind regelmäßige Vorsorgeuntersuchungen. Je nach Alter und Risikolage, also wenn man in der Familiengeschichte Menschen mit Glaukom hat oder stärker kurzsichtig ist, sollten diese in bestimmten Abständen absolviert werden. Spätestens ab einem Alter von 40 oder 50 Jahren sollte man sich auf ein Glaukom untersuchen lassen. Ab dem 70. Lebensjahr sollte die Untersuchung jährlich erfolgen. So können Glaukome frühzeitig entdeckt werden und man kann die Krankheit noch sehr günstig beeinflussen. Das ist bei der Behandlung eines Glaukoms essenziell.

Behandlungsformen

Ein akutes Glaukom ist gut behandelbar. Wenn der Patient typischerweise an Kopfschmerzen rund um den Bereich eines Auges, Schmerzen auf dem Auge selbst und zusätzlich noch Übelkeit und Erbrechen leidet, ist das Krankheitsbild eindeutig. Der Druck im Auge kann mit Tabletten und Augentropfen gesenkt werden. Sobald sich der Augendruck einigermaßen normalisiert hat, kann eine zielgerichtete Behandlung des Winkelblocks eingeleitet werden. Hintergrund des akuten Glaukoms ist die Blockade des Winkelblocks der vorderen Augenkammer, wo das Wasser abfließen muss. Diese Blockade kann durch eine Laserbehandlung behoben werden, bei der eine Lücke in die Iris gemacht wird. Das kann recht unkompliziert erledigt werden, die sogenannte Lasertrabekuloplastik kann den Druck in etwa so stark senken wie ein Medikament. Des Weiteren kann man auch eine Kataraktoperation durchführen lassen. Diese ist gegen eine solche Winkelblockade sehr gut machbar. Voraussetzung ist, dass das Glaukom rechtzeitig erkannt wird, was aber meistens der Fall ist.

Medikamente können bei einem Glaukom den Augendruck reduzieren

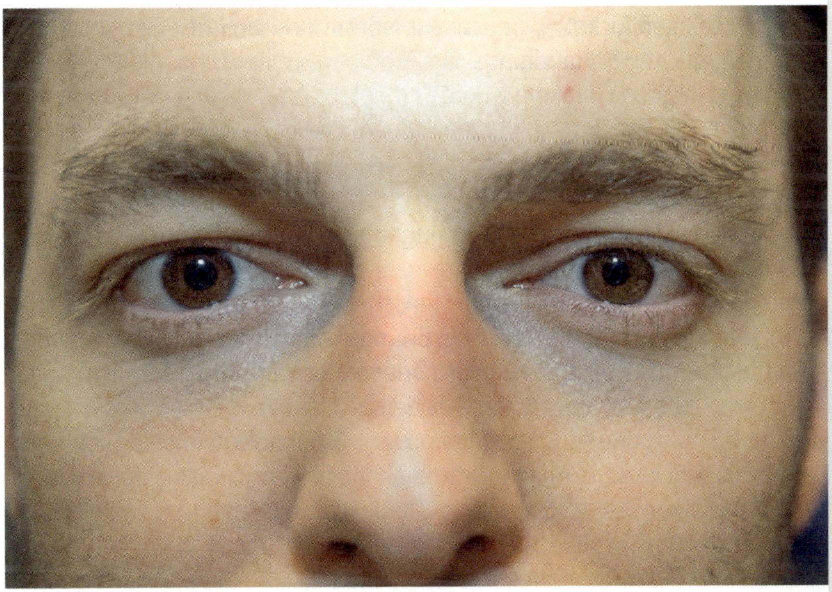

Augentropfen als Therapie

Bei anderen Glaukomverläufen, die der Patient vorerst nicht bemerkt, besteht das Hauptproblem darin, sie zu finden. Wenn der Augendruck – weil der Kammerwinkel nicht blockiert ist – nur leicht erhöht und ein mäßiger Schaden am Sehnerv vorhanden ist, werden Betroffene üblicherweise mit Augentropfen als Dauertherapie behandelt, um den Augendruck zu senken. Das geschieht so lange, bis ein bestimmter Zieldruckwert, der mithilfe der bestehenden Drucklage bestimmt wird, erreicht ist: Je tiefer der Augendruck war und je höher der Schaden am Sehnerv ist, desto tiefer muss dieser Zielwert liegen. Die Notwendigkeit der Therapie bleibt bestehen, egal wann mit der Behandlung begonnen wird, es sei denn, das Auge muss operiert werden. Das ist aber nie die erste Option.

Folgen bei Nichtbehandlung

Eine Sehverschlechterung fällt erst Jahre später auf

Ein nicht behandeltes Glaukom wird sich grundsätzlich weiter verschlechtern. Bei einem gutartig, weil langsamer fortschreitenden Glaukom kann es mehrere Jahre dauern, bis ein Problem entsteht, bei einem rascher fortschreitenden Glaukom ist die Zeit entsprechend kürzer. Die Probleme entstehen dann durch zunehmende Ausfälle im Gesichtsfeldbereich. Das Gesichtsfeld ist jener Bereich, den ein einzelnes Auge beim Blick geradeaus sieht.

Verwaschenes Bild

Vor allem in den Randbereichen ist das Bild bei Gesichtsfeldausfällen weniger scharf oder verwaschen. Das fällt Betroffenen aber nicht sofort auf, weil zum einen das zweite Auge die Ausfälle kompensiert und zum andern sie an diesen Stellen dann gar nichts wahrnehmen, auch keine schwarzen Flecken. Das Gehirn ergänzt die fehlenden Informationen automatisch, in etwa so, wie ein Mensch weiß, wie es hinter ihm aussieht, obwohl er es nicht sehen kann. Deshalb fällt die Sehverschlechterung erst später auf, Betroffene können einen Tunnelblick bekommen und nehmen dann nur noch wahr, was sich in der Mitte des Gesichtsfeldes befindet. Wegen des nur schleichenden Fortschreitens der Verschlechterung sind Betroffene – bis ins fortgeschrittene Stadium – nicht so beeinträchtigt, wie man meinen möchte. Viele denken, dass sie noch lange mit dem Auto fahren können, obwohl sie den gesetzlichen Anforderungen längst nicht mehr genügen.

Gefahr der Erblindung

Eine der häufigsten Fragen ist jene, ob man an einem Glaukom erblinden kann. Hier ist zu sagen, dass die Wahrscheinlichkeit, innerhalb von 15 Jahren nach der Diagnose zu erblinden, bei rund 15 Prozent liegt. Wenn der Patient die Therapie gut einhält und auch regelmäßig zu den ärztlichen Kontrollterminen geht, kann eine Erblindung meist vermieden werden.

Wird die Diagnose zu spät gestellt, erhöht sich die Wahrscheinlichkeit, an einem Glaukom zu erblinden. Auch das Alter spielt eine Rolle: Bei älteren Menschen steigt das Risiko einer Erblindung. Trotzdem ist die Möglichkeit, zu erblinden, auch dann gegeben, wenn man das Glaukom früher bekommt: Wer mit 40 Jahren daran erkrankt, braucht seinen Sehnerv noch wesentlich länger als ein Mensch im hohen Alter. Der größte Risikofaktor besteht darin, dass Betroffene die Therapie nicht konsequent durchführen. Das geschieht oft, wenn sie vom Glaukom nur durch die Diagnose wissen, selbst nichts davon spüren und etwa von der regelmäßigen Verwendung der Augentropfen genervt sind oder das Auge dadurch gerötet ist. Die regelmäßige Einnahme der Augentropfen erfordert zwar ein hohes Maß an Selbstdisziplin und Vertrauen in den Arzt, ist aber für den Erfolg der Therapie unabdingbar.

Glaukom: Im Alter steigt das Risiko

Betroffene und Risikofaktoren

Von Glaukomen betroffen sind vor allem ältere Menschen, in einem Alter von unter 40 Jahren ist ein Glaukom sehr selten, nur etwa 0,5 Prozent der unter 40-Jährigen haben ein Glaukom, bei den unter 20-Jährigen sind es gar nur etwa 0,1 Prozent. Ab einem Lebensalter von 80 Jahren kann die

Häufigkeit schon bei 5 Prozent oder höher sein. Ein Risikofaktor ist auch der Augendruck: Je höher er ist, desto leichter kann man ein Glaukom bekommen.

Rauchen kann ins Auge gehen

Rauchen schädigt nicht nur die Lunge und anderer Organe, sondern beeinträchtigt auch das Sehvermögen. Verantwortlich dafür sind Nikotin und Rauchinhaltstoffe. Rauchen wird als Risikofaktor gewertet, was heißt, dass Personen, die rauchen, ein höheres Risiko, eine Augenerkrankung zu erleiden, als Nichtraucher haben. Rauchen begünstigt verschiedene Augenerkrankungen oder erschwert ihren Verlauf. Im schlimmsten Fall können sie zur Erblindung führen.

Trübung der Linsen

Auch Augen reagieren aufs Rauchen

Raucher neigen dazu, früher einen grauen Star (Katarakt) zu bekommen als Nichtraucher. Das liegt an den Zusatzstoffen wie Kupfer oder Blei, die sich in den Zigaretten befinden. Die altersbedingte Makuladegeneration (AMD), die häufigste Erblindungsursache im Erwachsenenalter, tritt bei Rauchern öfters auf. Die Erkrankung führt anfangs zu unscharfem, verzerrtem Sehen bis schließlich zu einem kompletten Ausfall der zentralen Sehfunktion. Dadurch werden Lesen, Autofahren, Fernsehen und Arbeiten am Handy schwierig bis unmöglich. Begünstigt wird die Entstehung einer AMD durch Bluthochdruck und Übergewicht sowie speziell das Rauchen.

Erhöhter Augendruck

Schwere Raucher können auch einen erhöhten Augendruck bekommen, der einen grünen Star (Glaukom), eine weitere Augenerkrankung mit Erblindungsrisiko, auslösen kann. Internationale Studien zeigen zudem,

Ehab Edward/Shutterstock.com

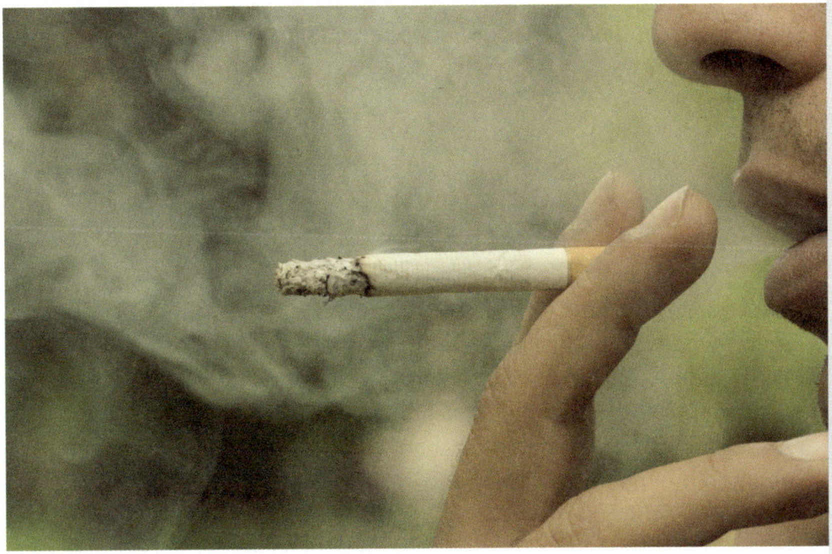

Rauchen kann schwere Augenerkrankungen auslösen

dass bei schweren Rauchern Glaukome schwerer verlaufen und länger auftreten, was ihre Behandlung erschwert. Bei schweren Rauchern, die viel Alkohol trinken, kann es zusätzlich zu einer sogenannten Tabak-Alkohol-Amblyopie kommen, einer Schädigung des Sehnervs, kommen.

Schaden an Blutgefäßen

Dass Rauchen die Blutgefäße schädigen kann, ist wohlbekannt, weniger aber, dass ausgehend von den geschädigten Blutgefäßen im Rahmen der Arteriosklerose – der sogenannten Arterienverkalkung – auch irreversible Schädigungen des Auges angerichtet werden können. Werden von geschädigten Gefäßanteilen kleinste Partikel durch den Blutstrom weggerissen, können diese die Zentralarterie des Auges verlegen. Ein solcher Zentralarterienverschluss wird gemeinhin als Infarkt am Auge bezeichnet. Das ist eine Thrombose, die mit einem Schlaganfall gleichzusetzen ist. Ein Zentralarterienverschluss kann unbehandelt zu irreversiblen Sehschäden und zur vollkommenen Erblindung führen. Auch die Antibabypille ist ein Risikofaktor für Augeninfarkte.

Rauchen und Diabetes

Ein erhöhter Blutzuckerspiegel und Blutzuckerschwankungen verursachen Verschlüsse, aber auch undichte Stellen an den Blutgefäßen der Netzhaut, die Folge ist eine Mangeldurchblutung. Rauchen beschleunigt diesen Prozess. Mehr als die Hälfte der Personen mit Typ-2-Diabetes und neun von zehn Menschen mit Typ-1-Diabetes leiden unter diabetischer Retinopathie, die die Gefäße in der Netzhaut schädigt. In frühen Stadien werden Veränderungen kaum wahrgenommen. Je früher eine diabetische Netzhauterkrankung erkannt und behandelt wird, desto besser sind die Heilungsaussichten. Eine regelmäßige Augenvorsorge sollte daher für jeden Diabetiker einmal pro Jahr beim Augenarzt erfolgen. Häufig wird Diabetes beim Augenarzt erkannt, da er auf der Netzhaut Blutungen und Ablagerungen erkennt, die darauf hinweisen können. Die Verbindung zwischen Rauchen und Netzhautdegeneration ist nachgewiesen. Raucher leiden häufiger an trockenen Augen, da die Produktion des Tränenfilms unterbleibt.

Diabetiker müssen einmal im Jahr zum Augenarzt

Gerötete oder trockene Augen

Die Gründe für rote Augen können sehr vielfältig sein. Die häufigsten sind folgende:

- Bindehautentzündungen können auftreten (► Seite 143)
- Hornhautentzündungen (Keratitis) verursachen in manchen Fällen auch rote Augen.
- Trockene Augen sind oft gerötet. Lange Bildschirmarbeit lässt die Augen leichter austrocknen, weil dabei weniger geblinzelt wird. In solchen Fällen treten rote Augen oft am Ende des Arbeitstages auf.
- Fremdkörper gelangt ins Auge, wie z.B. eine Wimper oder auch Kontaktlinsen.
- Eine Blutung unter der Bindehaut, auch Hyposphagma genannt, kann ebenso rote Augen verursachen. In diesem Fall

zeigt sich ein begrenzter roter Fleck. Diese Blutungen können beispielsweise beim Niesen, Husten oder auch Erbrechen entstehen. Der Grund dafür ist ein geplatztes Äderchen. Diese Blutung verschwindet nach ein paar Tagen wieder von allein.
- Auch Überanstrengung kann zu roten Augen führen.

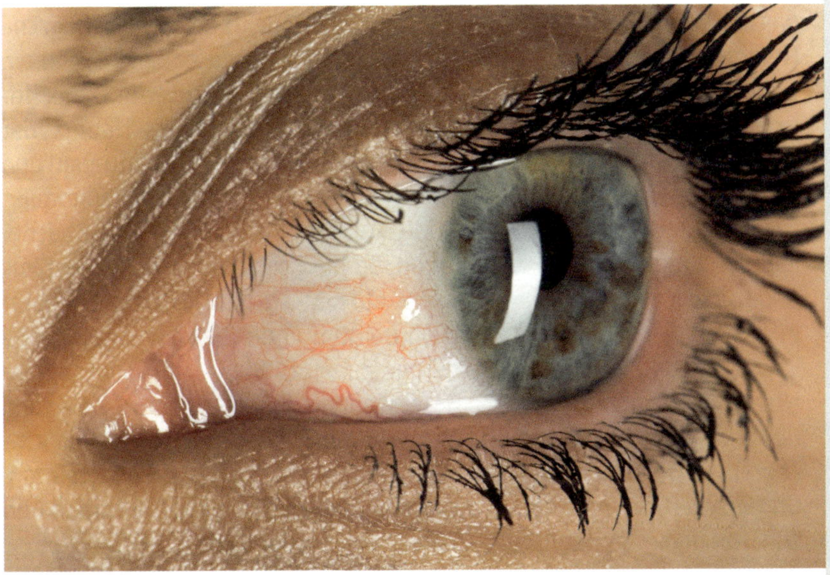

HENADZI KILENT/Shutterstock.com

Die Ursachen für gerötete Augen sind vielfältig

Ursachen abklären

Gerötete Augen können unter Umständen auf eine ernsthafte Augenerkrankung hindeuten. Bei unklarer Ursache wie Lichtempfindlichkeit, Schmerzen oder Sehstörungen sollten Betroffene umgehend einen Arzttermin vereinbaren. Weitere Symptome können Jucken, Brennen, Kopfschmerzen, erhöhter Tränenfluss oder geschwollene Augen sein. Bei Rötungen durch trockene Augen wirken Augentropfen, die Feuchtigkeit spenden, lindernd. Diese haben Inhaltstoffe wie Dexpanthenol oder Hyaluronsäure.

Trockene Augen

Trockene Augen können viele Ursachen haben

Hornhaut und Bindehaut müssen ständig von einem Tränenfilm überzogen sein, damit beschwerdefreies Sehen möglich ist. Das komplexe Zusammenspiel von Tränenproduktion durch die Tränendrüse, richtiger Zusammensetzung der Tränenflüssigkeit und gesunden Lidrändern sorgt in der Regel für eine konsequente Befeuchtung der Augenoberfläche sowie Versorgung mit Nährstoffen und stellt eine wichtige Schutzfunktion für das Auge dar. Trockene Augen (Keratokonjunktivitis sicca) können viele Ursachen haben. Zwei der Hauptgründe dafür sind viel Arbeit vor dem Computer oder wenn zu wenig Wasser getrunken wird. Auch Kontaktlinsenträger können davon betroffen sein. Ein trockenes Auge ist einer der häufigsten Gründe für den Besuch beim Augenfacharzt.

Ursachen unbedingt abklären lassen

Die Ursachen von trockenen Augen können nur von einem Augenarzt abgeklärt werden. Nur der Besuch bei ihm kann Klarheit schaffen, ob Beschwerden auf ein trockenes Auge zurückzuführen sind oder andere Ursachen haben. Bei stärkeren Beschwerden können je nach Ausprägung der Erkrankung befeuchtende Augentropfen oder eine antientzündliche Therapie erforderlich sein. Ihr Augenarzt kann Sie dahin gehend beraten. Chronische Trockenheit kann auch zu einer Schädigung der Hornhaut und zu einer Beeinträchtigung des Sehvermögens führen.

Mögliche Therapien

- Diagnose von möglichen Erkrankungen
- Erhöhung der Luftfeuchtigkeit, Meiden von rauchiger Umgebung, Optimierung eines Bildschirmarbeitsplatzes
- ausreichende Flüssigkeitsaufnahme und ausgewogene, vitaminhaltige Ernährung, Entspannungsübungen
- Eintropfen der Augen mit Augentropfen

Wasser und hohe Luftfeuchtigkeit

In leichten Fällen bringen für die Patienten oft schon einfache Maßnahmen wie die Erhöhung der Luftfeuchtigkeit oder Arbeitspausen bei häufiger Bildschirmarbeit eine spürbare Erleichterung.

Die beste Vorbeugung gegen trockene Augen ist es, genug Wasser zu trinken und auf eine ausgewogene Ernährung zu achten. Wichtig ist auch, auf die richtige Befeuchtung der Räume zu achten. Hier hilft es schon, wenn man z.B. im Schlafzimmer nicht mit eingeschalteter Heizung und geschlossenem Fenster schläft.

Ausreichend Flüssigkeit schafft Abhilfe

Lichttherapie stimuliert Drüsen

Augentropfen können ebenfalls Abhilfe schaffen, dürfen aber keinesfalls regelmäßig verwendet werden, da das Auge sich sonst zu sehr daran gewöhnt und keine Tränen mehr produziert. Daher dürfen sie maximal sechsmal am Tag eingesetzt werden. Seit einigen Jahren gibt es außerdem die Möglichkeit, trockene Augen mit einer Lichttherapie behandeln zu lassen. Dabei werden gezielt jene Drüsen stimuliert, die für die Produktion des Fettanteils bei den Tränen zuständig sind. Innerhalb von zwei Monaten werden drei Behandlungen durchgeführt, danach haben Betroffene für etwa ein Jahr Ruhe vor dem Problem. Die Behandlung ist nicht invasiv, man kann danach sofort wieder arbeiten gehen. Bei der Lichttherapie werden fünf Punkte im unteren Lid gezielt anvisiert und für zehn Sekunden pro Auge mit den Lichtimpulsen behandelt. Die Augen werden dabei mithilfe einer Klappe vor dem UV-Licht geschützt.

Trockene Augen: Die Beschwerden sind individuell

Bei Kontaktlinsenträger empfiehlt es sich, wenn sie Probleme mit trockenen Augen haben, die Tragedauer der Linsen zu reduzieren oder vielleicht ganz darauf zu verzichten und auf eine Brille umzusteigen.

Beschwerden in der Menopause

Frauen ab 40 haben wegen hormoneller Änderungen und der Menopause oft mit trockenen Augen zu kämpfen. Der Hormonstatus verändert sich mit zunehmendem Alter. So kommt es bei Frauen zu einer massiven hormonellen Umstellung ab dem 45. bis 50. Lebensjahr – den sogenannten Wechseljahren (Klimakterium). In dieser Phase sinkt der Östrogen-Spiegel deutlich, aber auch der Androgen-Spiegel nimmt weiter ab. Beschwerden wie Hitzewallungen, Zyklusstörungen und Trockenheit der Haut und Schleimhäute treten auf, wobei die Ausprägung der einzelnen Beschwerden sehr individuell sein kann. Zusätzlich kommt es auch zu einem vermehrten Auftreten des trockenen Auges. Dies kann sich je nach Schweregrad als Fremdkörpergefühl, Verschwommensehen oder paradoxerweise auch als vermehrtes Tränen der Augen äußern.

Bakterien führen zu Infektionen

Trockene Augen reagieren empfindlicher auf Bakterien

Krankheiten wie Rheuma oder Diabetes können ebenfalls zu trockenen Augen führen. Trockenheit führt schneller zu roten und müden Augen, auch die Lichtempfindlichkeit steigt. Vor allem Personen, die im Büro arbeiten, klagen über trockene Augen, da sie viel vor Bildschirmen sitzen und zudem auch die Luft im Büro sehr trocken ist. Trockene Augen sind wesentlich empfindlicher und eine offene Tür für Bakterien. Durch sie kann es schneller zu Infektionen und mitunter auch schwereren Entzündungen kommen.

Von jung bis alt

Erkrankungen, Entzündungen und Sehschwächen erkennen und behandeln.

Die Bindehautentzündung (Konjunktivitis)

Bei einer Bindehautentzündung entzündet sich die Bindehaut (Konjunktiva), eine dünne Schleimhaut, die das Auge überzieht. Sie ist eine Schutzschicht. Durch die Bindehautentzündung sind die Augen gerötet und eventuell verklebt. Diese sowie weitere Beschwerden wie z.B. Schwellungen, Jucken, Fremdkörpergefühl, tränende Augen, Brennen und andere Schmerzen sollten ärztlich abgeklärt werden. Die Entzündung kann nicht nur ein Auge betreffen, sondern auch beide Augen. Auch kann sie auf andere Menschen übertragen werden. Ohne Behandlung klingt die Entzündung meist innerhalb von zwei Wochen wieder ab.

Eine bakterielle oder virale Bindehautentzündung ist ansteckend

Verschiedene Ursachen

Bindehautentzündungen können folgende Ursachen haben:

- Allergische Reaktionen
- Pilzinfektionen

Molishka/Shutterstock.com

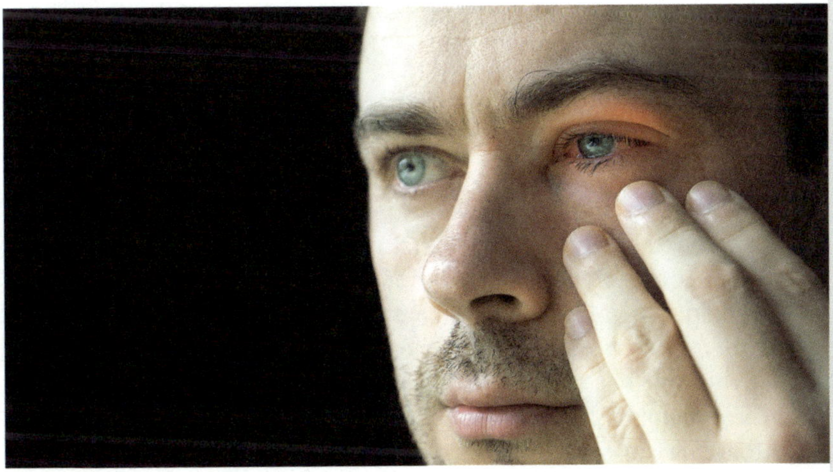

Eine Bindehautentzündung ist lästig, aber harmlos

- Vireninfektionen
- Trockene Augen
- Verletzungen
- Reaktionen auf Medikamente
- Reaktionen auf Make-up-Produkte
- Kälte oder Wind
- Einstrahlung von UV-Licht
- Beschädigte, verunreinigte, oder generell zu lange getragene Kontaktlinsen
- Überanstrengung durch zu viel Naharbeit
- Schlafmangel
- Andere Entzündungen oder Erkrankungen, beispielsweise Schnupfen
- Anomalien in der Stellung des Auges, nicht korrigierte Brechungsfehler etc.

Diagnose und Behandlung

Nachdem der Arzt sich durch die Befunderhebung ein Bild von den Beschwerden der betroffenen Person gemacht hat, gibt es – je nach Ursache der Entzündung – verschiedene Behandlungsmöglichkeiten. Bei einer allergischen Reaktion können außerdem noch Allergietests durchgeführt werden.

Virale Bindehautentzündung

Auch Herpesviren können eine Bindehautentzündung auslösen

Geht die Entzündung auf einen grippalen Infekt zurück, ist der Einsatz künstlicher Tränenflüssigkeit möglich. Zwar heilen solche Arten von Konjunktivitis oft von alleine ab, einige Erreger (wie Adenoviren) sind aber hochansteckend. Eine besonders sorgfältige Hygiene ist daher notwendig. Die völlige Heilung kann einige Zeit in Anspruch nehmen. Auch Herpesviren können ein Auslöser sein: Eine Herpes-simplex-Konjunktivitis tritt bei Kindern infolge einer Primärinfektion auf. Sie wird durch Rötungen, Bläschen am Lid und Schwellungen an der Bindehaut sichtbar. Sie kann von alleine abheilen oder mit Aciclovir behandelt werden. Ein Wiederauftreten ist möglich, da das Virus ein Leben lang im Organismus bleibt und durch bestimmte Reize, wie z.B. UV-Strahlung oder Infekte, ausgelöst werden kann. Es kann so zu Entzündungen der Hornhaut kommen.

Bakterielle Bindehautentzündung

Bakterielle Entzündungen werden, sofern sie leicht eitrig sind, mit antibiotischen Tropfen behandelt. Eine Augensalbe kann bei stärkerer Eitrigkeit angewendet werden. Die Konjunktivitis wird mit Antibiotika-Tabletten behandelt, wenn Chlamydien ihre Ursache sind. Diese können beim Reiben mit den Händen in die Augen gelangen. Geschlechtspartner müssen systemisch behandelt werden. Auch Gonokokken können zu einer Entzündung führen.

Bakterielle Entzündungen werden mit Antibiotika behandelt

Neugeborenenkonjunktivitis

Bindehautentzündungen können auch bei Neugeborenen auftreten, die Erreger sind unterschiedlich: So kann eine Infektion mit Chlamydien oder Herpes simplex von der Mutter auf das Kind übertragen werden und die Konjunktivitis auslösen. Ersteres wird bei Babys mit Erythromycin-Augentropfen therapiert, zweiteres mit einer Aciclovir-Augensalbe. Besonders gefährlich sind Gonokokken, die aber seltener vorkommen. Diese werden mit Penicillin behandelt.

Allergische und Reizkonjunktivitis

Für diese Form der Entzündung ist eine allergische Reaktion ursächlich. Schwellungslindernde Augentropfen oder sogenannte H1-Rezeptorenblocker (topische Antihistaminika) können zur Behandlung der Symptome eingesetzt werden. Mit Untersuchungen wie Allergietests kann nach dem Auslöser gesucht werden. Ist dieser identifiziert, sollte er zukünftig tunlichst gemieden werden. Auch UV-Strahlung oder Rauch können eine Konjunktivitis verursachen. Hier kann künstliche Tränenflüssigkeit eingesetzt werden.

Auch Rauch und UV-Strahlung können die Augen fordern

Tränenmangel

Eine sogenannte Konjunktivitis sicca kann mit künstlicher Tränenflüssigkeit behandelt werden.

Der Katarakt – der graue Star

Ein Katarakt, auch grauer Star genannt, ist eine Trübung der Linse. Diese Trübung der zunächst durchsichtigen Linse tritt im Laufe der Jahre auf, ist aber nicht nur bei älteren Menschen ein Thema, manche Varianten können auch angeboren sein. Auch bei Augenverletzungen kann der graue Star eine weitere Folge des Traumas sein. Betroffene sehen um jede Lichtquelle einen „Nebelschleier".

Keine Frage des Alters

Katarakt kann auch in jungen Jahren auftreten

Der altersbedingte graue Star tritt meist ab einem Alter von 60 Jahren auf, er kann aber bereits ab 50 in Erscheinung treten. Patientinnen und Patienten bemerken den grauen Star oft nicht von Anfang an, oft wird er von Betroffenen erst wahrgenommen, wenn bereits 50 Prozent der Sehkraft weg sind. Die Sehkraft lässt langsam nach, alles wird trüber wahrgenommen, vor allem die Farben sind nicht mehr so schön scharf zu sehen und der Farbkontrast lässt nach. Je nachdem, was der Patient beruflich macht, muss dann operativ eingegriffen werden.

Tausch der Linse

Der Eingriff dauert etwa zehn Minuten und wird mit einer lokalen Anästhesie durchgeführt, die mithilfe von Augentropfen erfolgt. Bei dem Eingriff wird die getrübte Linse durch eine Kunststofflinse ausgetauscht. Die Behandlung selbst ist schmerzfrei. Bei dem Eingriff handelt es sich um eine Routineoperation, das Risiko, dass es zu Komplikationen kommt, ist gering. Eine Alternative zur Operation gibt es nicht; den grauen Star nicht operieren zu lassen, kann im schlimmsten Fall zu einer Erblindung führen. Durchgeführt wird die Operation spätestens, wenn die Betroffenen unter 50 Prozent Sehkraft haben, oder davor, wenn es Beschwerden, z.B. beim Autofahren, gibt.

Mohammed_Al_Ali/Shutterstock.com

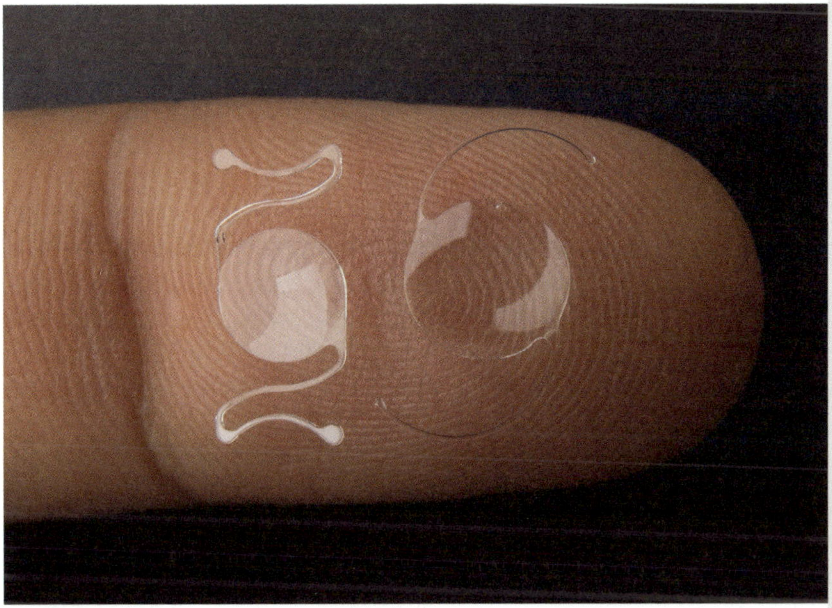

Nur ein Linsentausch schafft bei einem Katarakt Abhilfe

Eine Routineoperation

Eine Katarakt-OP dauert in etwa 10 Minuten

Die Operation eines grauen Stars ist fast nie eine Notoperation, deshalb geben die Ärztinnen und Ärzte hier vor allem Empfehlungen ab, was den Zeitpunkt betrifft. Eine Altersgrenze für den Eingriff gibt es nicht, er kann auch bei Menschen im hohen Alter problemlos durchgeführt werden. Ablauf einer Kataraktoperation:

- Betäubung der Augenregion
- Entfernung der Augenlinse unter Erhaltung der Linsenkapsel

- Implantation einer Kunstlinse in die ursprüngliche Linsenkapsel
- Nachbehandlung mit Augentropfen

In den ersten drei bis vier Wochen nach der Operation darf der Patient keinen Sport treiben und nichts Schweres heben, auch ein Reiben der Augen sollte vermieden werden, da es sich dabei um eine offene Wunde ohne Nähte handelt. Außerdem sollten die Augen mit einer Sonnenbrille vor UV-Licht geschützt werden. Ein Kontrolltermin wird meist nach der Operation vereinbart.

Der Nachstar

Ein Nachstar wird mittels eines Lasers behoben

Bei rund einem Drittel der Patienten kann nach einer Katarakt-Operation ein sogenannter Nachstar (auch als Kapselfibrose bezeichnet) auftreten, der als sehr störend empfunden wird, da es zu einer Verschlechterung der Sehqualität kommt. Betroffene sind oft sehr lichtempfindlich. Ein Nachstar entsteht durch eine Eintrübung der Linsenkapsel oder durch Ablagerungen. Er lässt sich gut behandeln – entweder durch Laser (YAG-Kapsulotomie) oder durch die Nachstar-Absaugung, ein operativ-chirurgisches Verfahren.

Beide Behandlungen sind schmerzfrei. Komplikationen sind selten. Ein Nachstar tritt kein weiteres Mal auf. Nach der Behandlung sollen die Augen eingetropft werden.

Keratokonus

Beim Keratokonus kommt es zu einer Ausdünnung und Verwölbung der Hornhaut. Er ist eine entzündliche Erkrankung. Gegenstände werden von den Betroffenen nur mehr verschwommen oder verzerrt wahrgenommen. Auch können Doppelbilder auftreten. Ein Keratokonus kann durch Brillen, spezielle, formstabile Linsen (Sklerallinsen) oder durch Laser behandelt werden, um sein Fortschreiten zu verlangsamen oder aufzuhalten.

Schlupflider

Viele Menschen stören sie – die Schlupflider, da sie den Eindruck einer gewissen Müdigkeit erwecken. Als Schlupflider (auch unter dem Fachbegriff Blepharochalasis bekannt) bezeichnet man hängende Augenlider, bei denen es dem Oberlid an Spannkraft fehlt, sodass es über die Lidfalte hängt. Schlupflider können auf nur einer oder auch auf beiden Seiten auftreten, Männer und Frauen sind davon gleich betroffen. Oft handelt es sich dabei um ein rein kosmetisches, harmloses Problem. Herabhängende Augenlider machen auf Mitmenschen aber oft einen müden oder manchmal auch aggressiven Eindruck. Oft möchten deshalb Betroffene etwas gegen Schlupflider unternehmen, vor allem, wenn sie psychisch davon belastet werden. Schlupflider können aber auch ein medizinisches Problem werden, wenn sie die Wimpern ins Auge drücken und so Verletzungen oder Reizungen des Auges verursachen. Außerdem können Schlupflider ein Druck- und Fremdkörpergefühl auslösen und nach oben hin das Gesichtsfeld einschränken. Das Risiko trockener Augen steigt ebenfalls.

Schlupflider sind harmlos, aber störend

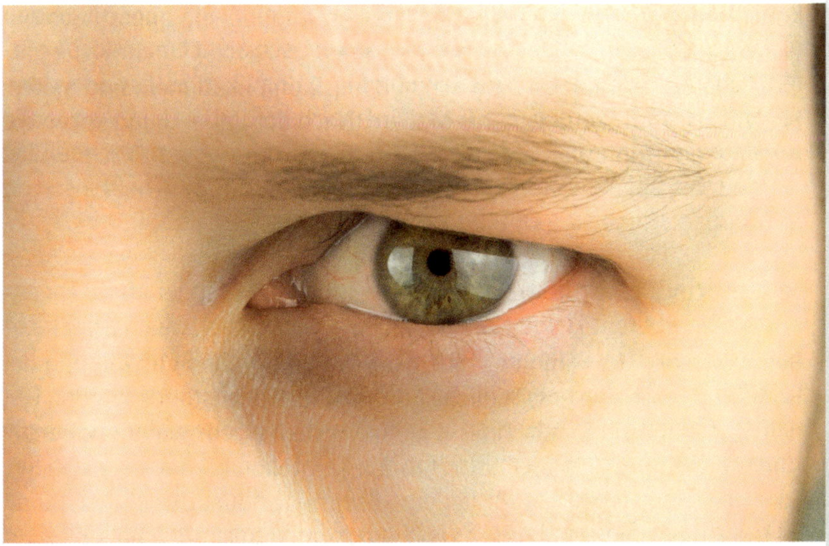

FotoHelin/Shutterstock.com

Schlupflider können Reizungen des Auges verursachen

Wassereinlagerungen als Ursache

Meist sind ältere Menschen von Schlupflidern betroffen, weil mit dem Alter die Spannkraft der Haut nachlässt. Dennoch können auch jüngere Menschen Schlupflider entwickeln. Kurzzeitig hängende Lider weisen oft auf Wassereinlagerungen, etwa nach einer durchzechten Nacht, hin. Sie bilden sich im Normalfall von selbst zurück. Im schlimmsten Fall steht ein hängendes Augenlid im Zusammenhang mit einem Schlaganfall. Weitere Symptome dafür wären ein herabhängender Mundwinkel oder auch einseitige Lähmungserscheinungen sowie Kau- und/oder Schluckstörungen. In diesem Fall sollte umgehend ein Notarzt gerufen werden.

Behandlungsmöglichkeiten

Eine Operation dauert 30 bis 60 Minuten

Operation. Dabei werden zwischen 0,5 und 2 Zentimeter der erschlafften Lidhaut entfernt, die natürliche Form des Oberlides wird vom Lidchirurgen modelliert. Die Schnitte werden in die natürliche Lidfalte gelegt, damit so gut wie keine sichtbaren Spuren zurückbleiben. Eine örtliche Betäubung ist in der Regel ausreichend, der Eingriff dauert 30 bis 60 Minuten. Patientinnen und Patienten können in der Regel nach einigen Stunden wieder nachhause gehen. Die Nähte werden nach etwa einer Woche entfernt, nichtanstrengende Arbeiten können schon nach zirka ein bis drei Tagen verrichtet werden. Nach der Operation sollte UV-Licht vermieden werden. Der Eingriff kann mit dem Skalpell oder Laser durchgeführt werden. Die bei der Laserbehandlung entstandene Wunde heilt – so wie bei der herkömmlichen Operation – nach einiger Zeit ab.

Fadenlifting. Eine Alternative zur Operation ist das sogenannte Fadenlifting. Die überschüssige Lidhaut und das Gewebe werden dabei nicht herausgeschnitten, vielmehr werden nach einer lokalen Betäubung Fäden so unter der Haut angebracht, dass ein Straffungseffekt erzielt wird. Mit winzig kleinen Widerhaken an den Fäden wird dafür gesorgt, dass die Haut an Ort und Stelle gehalten wird.

Botox gegen Schlupflider. Es gibt auch die Möglichkeit, Schlupflidern mittels Botox-Injektionen entgegenzuwirken. Allerdings helfen diese nur sehr bedingt gegen hängende Lider und die Wirkung lässt nach einigen Wochen merkbar nach. Die Injektionen müssten daher regelmäßig wiederholt werden.

Plasma-Pen. Der Plasma-Pen arbeitet mit hochenergetischen, mikrofeinen Plasmaströmungen aus ionisiertem Gas. Diese werden mithilfe des Pens über der betroffenen Hautpartie entladen. Die obere Hautschicht verdampft und es bildet sich neue, straffere Haut mit größerer Spannkraft. Für die Behandlung ist nur eine örtliche Betäubung notwendig.

Das Microneedling. Die Vorgehensweise beim Microneedling, auch Medical Needling genannt, ist jener beim Plasma-Pen ähnlich. Beim Needling wird die Haut an den Oberlidern gezielt verletzt, damit sich beim anschließenden Heilungsprozess neue, straffe Haut bilden kann.

Keine Eigenbehandlung!

Auch wenn es Microneedling-Geräte für Laien im Handel gibt, wird dringend davon abgeraten, eine solche Behandlung selbst durchzuführen. Ein Facharzt sollte den entsprechenden Eingriff vornehmen.

Was können Betroffene selbst gegen Schlupflider tun?

Wer nicht gleich eine medizinische Behandlung möchte, versucht manchmal, Schlupflider mittels Gesichtsyoga wegzutrainieren. Andere verwenden sogenannte Schlupflider-Pflaster oder Tapes. Oft werden Eiweißmasken als Hausmittel gegen Schlupflider angepriesen und die Hersteller von Cremen gegen Schlupflider werben damit, dass schon nach wenigen Anwendungen eine Verbesserung eintritt. Zwar schadet die Anwendung dieser Methoden nicht, es gibt aber keinen wissenschaftlichen Beleg dafür, dass sie wirken.

Schlupflider lassen sich auch wegtrainieren

Rot-Grün-Sehschwäche

Bei einer Rot-Grün-Sehschwäche, der häufigsten Form von Farbenblindheit, handelt es sich um eine sogenannte Farbsinnstörung. Verantwortlich für die Sehschwäche sind drei Photorezeptoren, die von der Netzhaut der Augen für das Sehen von Farben genutzt werden und die auf unterschiedliche Wellenlängen reagieren: Ist beispielsweise die Empfindlichkeit der Rot- oder der Grün-Zapfen gestört, ist eine Rot-Grün-Sehschwäche gegeben. Die Menschen sehen dann die Farben Rot oder Grün schlechter als andere.

Ursachen der Farbenblindheit

Von der Farbenblindheit sind mehr Männer als Frauen betroffen

Diese Sehschwäche ist genetisch bedingt, also angeboren. Ist das Gen für das jeweils betreffende Sehpigment fehlerhaft, kann das Gehirn anschließend nicht mehr korrekt verarbeiten, welche Farbe ein Sehreiz hat, weil sich die chemische Struktur des Sehpigments verändert hat und der Rezeptor gar nicht mehr oder weniger gut auf Licht reagiert. Wenn ein Rezeptor ausfällt, zieht das vor allem das Unterscheidungsvermögen von Farben in Mitleidenschaft. Diese Form von Fehlsichtigkeit kann auch durch die Einnahme bestimmter Medikamente oder durch Krankheiten entstehen. Es ist durchaus möglich, dass Betroffene dann auch eine Blau-Gelb-Schwäche haben.

Menschen mit dieser Form von Fehlsichtigkeit können die Farben Grün und Rot – abhängig vom Grad der Sehschwäche – entweder mit wenigen Einschränkungen sehen oder sie überhaupt nicht erkennen. Es gibt auch Betroffene, die gar nicht wissen, dass sie diese Sehschwäche haben. Oft bringt nur ein Sehtest Gewissheit.

Bemerkenswert ist, dass wesentlich mehr Männer als Frauen eine Rot-Grün-Schwäche haben. Das liegt daran, dass die Gene für die Rot- und Grün-Zapfen im X-Chromosom liegen. Da Frauen zwei X-Chromosomen haben, kann das zweite Chromosom etwaige Fehler im anderen ausgleichen. Bei Männern ist das nicht möglich, da diese ein X- und ein Y-Chromosom haben. Das ist der Grund dafür, dass 9 Prozent der Männer, aber nur 0,8 Prozent der Frauen eine Rot-Grün-Schwäche entwickeln. Die Grün-Schwäche ist die häufigste Form.

Rot-Grün-Sehschwäche bei Kindern

Wenn bei einem Kind eine solche Sehschwäche festgestellt wird, kann gesagt werden, dass diese sich nicht verschlimmert und das Kind ein ganz normales Leben führen kann. Es gibt aber leider einige Einschränkungen bei der Berufswahl, so muss bei einer Bewerbung z.B. bei der Polizei ein Sehtest absolviert werden. Berufe wie Elektriker, Zahnarzt, Lackierer, Maler oder Chemielaborant setzen ebenfalls voraus, dass ein fehlerfreies Sehen der Farben gegeben ist. Auch beim Fahren von LKWs, Bussen oder Taxis kann es – bei schwereren Farbsehschwächen – zu Problemen kommen; und dann vor allem bei Menschen mit einer Rot-Sehschwäche, weil sie die Farbe bei Ampeln oder auch der Bremslichter von anderen Autos viel dunkler sehen und sie oft erst erkennen, wenn es bereits zu spät ist.

Farbsehschwächen betreffen jede Altersgruppe

Hilfsmittel für Menschen mit Farbsinnstörungen

Verschiedene Hilfsmittel unterstützen Betroffene mit Farbsinnstörungen.

Einstellung am PC. Auf PCs, Laptops und Tablets mit Windows 10 gibt es spezielle Filter für Rot-, Blau- und Grünschwächen. Betroffene sehen dann nicht mehr jene Farben, die sie aufgrund ihrer Schwäche verwechseln, sondern welche mit einem besseren Kontrast. Dafür suchen und öffnen Sie die Systemsteuerung, klicken dort auf Einstellungen und schließlich auf <Erleichterte Bedienung> und <Farbfilter> und wählen den zweckmäßigen Farbenblindheits-Filter.

Einstellung am Apple. Auch Apple-Computer bietet spezielle Filter an. Zu finden sind sie unter <Systemeinstellung>, <Bedienhilfen> und schließlich <Anzeige>. Dort kann unter Filtern „Rot-/Grünfilter (Protanopie)", „Grün-/Rotfilter (Deuteranopie)" und „Blau-/Gelbfilter (Tritanopie)" gewählt werden.

App am Smartphone. Mit der App „Color Grab" können Betroffene sich auf dem Smartphone die Farben von Gegenständen anzeigen lassen. Man gewährt der App einfach Zugriff auf die Handykamera und hält diese

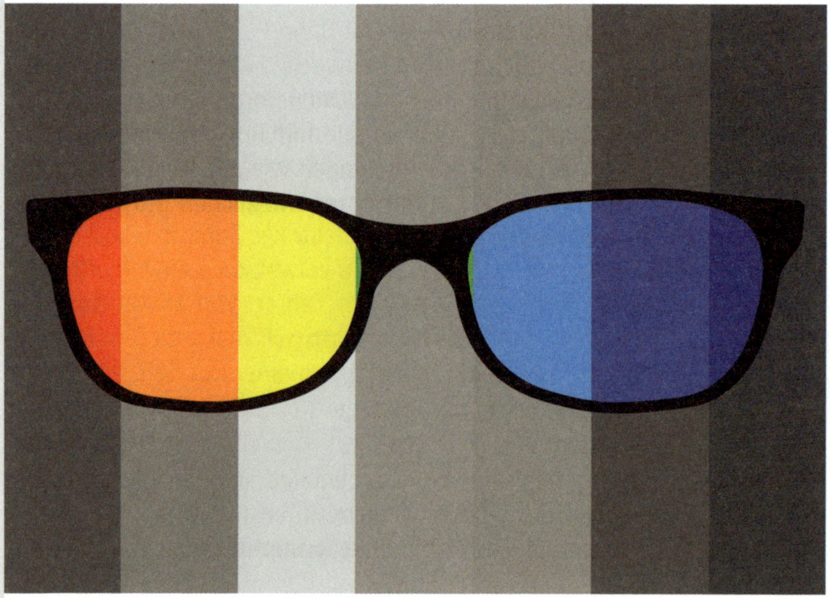

Bestimmte Brillen helfen bei Farbenblindheit

dann auf den entsprechenden Gegenstand. Die App zeigt dann textlich die Farbe und einige technische Daten an.

Kontaktlinsen und Brillen. Es gibt auch spezielle Kontaktlinsen und Brillen für Menschen mit Farbsinnstörungen. Sie können zwar das Farbsehen nicht wiederherstellen, es lassen sich damit aber zum Beispiel Farbsinn-Prüftafeln „überlisten". Die Linsen funktionieren mit Farbfiltern, die bestimmte Farben dunkler erscheinen lassen. **Beispiel.** Eine rote Zahl auf grünem Hintergrund ist für Menschen mit Rot-Grün-Schwäche nicht lesbar. Legt man nun den Filter auf Grün, wird nur der Hintergrund dunkler. Die Zahl wird somit lesbar. Die Linsen nutzen diesen Effekt. Sie werden nur auf einem Auge getragen, durch abwechselndes Zusammenkneifen jeweils eines Auges können dann – unterschiedlich gut oder schlecht – z.B. rote Äpfel von grünen unterschieden werden. Die Brillen absorbieren bestimmte Farben, damit andere besser hervorstechen. Der Nachteil ist, dass die anderen Farben dann nur noch sehr dunkel oder gar nicht wahrgenommen werden können. Da die Brillen viel Licht schlucken, sind sie für Autofahrten im Dunkeln ungeeignet.

Barrierefreie Designs. Bunte Grafiken, U-Bahn-Pläne oder lange Onlineformulare: Für Menschen mit Farbsehschwächen werden solche Dinge regelmäßig zur Herausforderung. In vielen Onlineformularen sind falsch ausgefüllte Zeilen rot markiert – Betroffene mit Rotschwäche können diese nicht sehen. Zusätzliche Hervorhebungen wie z.B. Ausrufezeichen könnten ihnen helfen. Ein Fahrplan mit unterschiedlichen Mustern und Symbolen wird auch besser lesbar.

Andere Formen von Farbenblindheit

Totale Farbenblindheit

Achromate, also Menschen, die völlig farbenblind sind, sehen keinerlei Farben, sie können nur die unterschiedliche Intensität von Graustufen wahrnehmen. Diese Art von Farbenblindheit kommt nicht sehr oft vor.

Blauzapfen-Monochromasie

Diese Farbsehschwäche ist der totalen Farbenblindheit ähnlich, Betroffene sind aber in der Lage, Blautöne zu erkennen. Es gibt auch das Gegenteil davon, die Tritanopie. Von ihr Betroffene haben eine Blauschwäche, also Probleme damit, blaue Farben zu erkennen.

Was ist Nachtblindheit?

Schlechtes Sehen in der Nacht kann unterschiedliche Gründe haben

Vielleicht kennen auch Sie jemanden aus Ihrem Freundes- oder Bekanntenkreis, der nach Einbruch der Dämmerung jede Fahrt mit dem eigenen Auto meidet. Der Grund: Er oder sie kann nachts schlecht sehen. Wer selbst nicht unter dieser Einschränkung der Sehfähigkeit leidet, hält dies oft für eine Ausrede. Warum sollte jemand in der Nacht plötzlich schlechter sehen können als am Tag? Aber: Schlechtes Sehen in der Dämmerung oder bei Nacht ist ein häufiges Problem, das verschiedene Ursachen haben kann.

Grau in grau

Bei Tageslicht sieht das Auge mit farbempfindlichen Lichtrezeptoren, die Zapfen genannt werden. Bei Dunkelheit sieht die Netzhaut des Auges mit den sogenannten Stäbchen. Diese lichtempfindlichen Zellen können keine Farben wahrnehmen, sondern nur unterschiedliche Grautöne. Beim Autofahren in der Nacht befindet man sich in einem mittleren Helligkeitsbereich – im Bereich des Dämmerungssehens. Mit den Zapfen sieht man die rote Farbe der Rücklichter, mit den Stäbchen den dunklen Fahrbahnrand. Im Bereich des Dämmerungssehens und in der Nacht sind die Sehschärfe und das Kontrastsehen auch bei gesunden Augen wesentlich schlechter als bei Tageslicht.

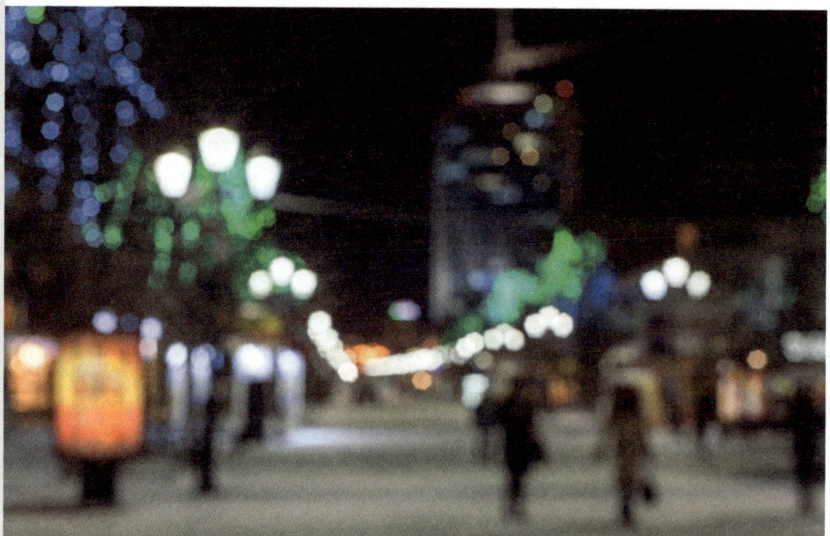

Dmitriy Kochergin/Shutterstock.com

Bei der Nachtblindheit ist die Farbwahrnehmung eingeschränkt

Zusätzliche Brille beim Autofahren

Bei Dunkelheit erweitern sich die Pupillen. Dadurch kann bei Personen, die tagsüber keine Brille zum Autofahren benötigen, eine sogenannte Nachtkurzsichtigkeit auftreten. Bei Kurzsichtigen, die am Tag eine Brille tragen, kann die Kurzsichtigkeit in der Dunkelheit zunehmen. Die Ursache ist rein optisch. Die Lichtstrahlen, die am Pupillenrand in das Auge eintreten, werden stärker gebrochen als eigentlich nötig. Dieses Sehproblem kann durch eine zusätzliche Brille für das Autofahren in der Nacht problemlos korrigiert werden.

Eine Brille schafft Abhilfe

Schlechtes Sehen durch enge Pupille

Wenn man älter wird, stellt sich die Augenpupille in der Dunkelheit nicht mehr richtig weit (altersbedingte Miosis). Durch die engen Pupillen kommt zu wenig Licht ins Auge. Entgegenkommende Autos werden nicht mehr so gut gesehen. Eine enge Pupille kann auch als Nebenwirkung von Medikamenten auftreten. Das Problem einer engen Pupille kann medizinisch weniger gut behandelt werden. Bei starken Sehproblemen sollten die Betroffenen auf das Autofahren in der Dunkelheit verzichten. Die drei oben genannten Sehprobleme sind relativ häufig. Sie werden medizinisch aber nicht als Nachtblindheit, sondern als Störungen des Dämmerungssehens bezeichnet.

Ursachen der „echten Nachtblindheit"

Die echte Nachtblindheit ist im Gegensatz zu den oben genannten Sehproblemen sehr selten. Augenärzte kennen unterschiedliche Ursachen für eine echte Nachtblindheit.

Eine Nachtblindheit wird vom Augenarzt diagnostiziert

- Störungen der Stäbchen
- Vitamin-A-Mangel
- genetischer Defekt

Untersuchen der Nachtblindheit

Wenn Sie das Gefühl haben, dass Sie beim Autofahren in der Nacht schlechter als andere sehen, sollten Sie prüfen lassen, ob Sie eine Nachtkurzsichtigkeit haben. Dann hilft schon eine zusätzliche Brille für die

Autofahrt in der Nacht. Zusätzlich sollten Sie unbedingt ihr Dämmerungssehen von einem Facharzt untersuchen lassen. Mit dem entsprechenden Test werden das Kontrastsehen und die Blendempfindlichkeit gemessen. Ist eine Linsentrübung die Ursache für die Sehprobleme, hilft eine Operation, bei der die eingetrübte Augenlinse gegen eine Kunstlinse ausgetauscht wird.

Altersbedingte Makuladegeneration (AMD)

Eine AMD wird durch den Augenarzt diagnostiziert

Schwierigkeiten beim Lesen, ein dunkler Fleck im Sichtfeld oder verzerrtes Sehen – das sind die bekanntesten Symptome für eine altersbedingte Makuladegeneration (AMD). Diese sehr häufig auftretende Erkrankung der Netzhautmitte (Makula) betrifft über 50-Jährige. Rund 150.000 Menschen in Österreich sind davon betroffen. Folgende Risikofaktoren gibt es:

- familiäre Vorbelastung
- Alter
- Rauchen

Klarheit durch Untersuchung

Nur ein Augenarzt kann eine Makuladegeneration diagnostizieren. Neben einem ausführlichen Sehtest wird auch eine Augenhintergrundspiegelung (Funduskopie) vorgenommen. Weiters werden mithilfe der sogenannten optischen Kohärenztomographie (OCT) ähnlich wie bei einer Computertomographie (CT) Schnittbilder von der Netzhaut mittels Licht erzeugt. Anhand dieser Schnittbilder kann der Augenarzt jede Netzhautschicht auf krankhafte Veränderungen wie Flüssigkeitsansammlungen, Gewebeveränderungen oder Gewebeschwund untersuchen. Die Erkrankung tritt in zwei Formen auf: als feuchte und als trockene Makuladegeneration.

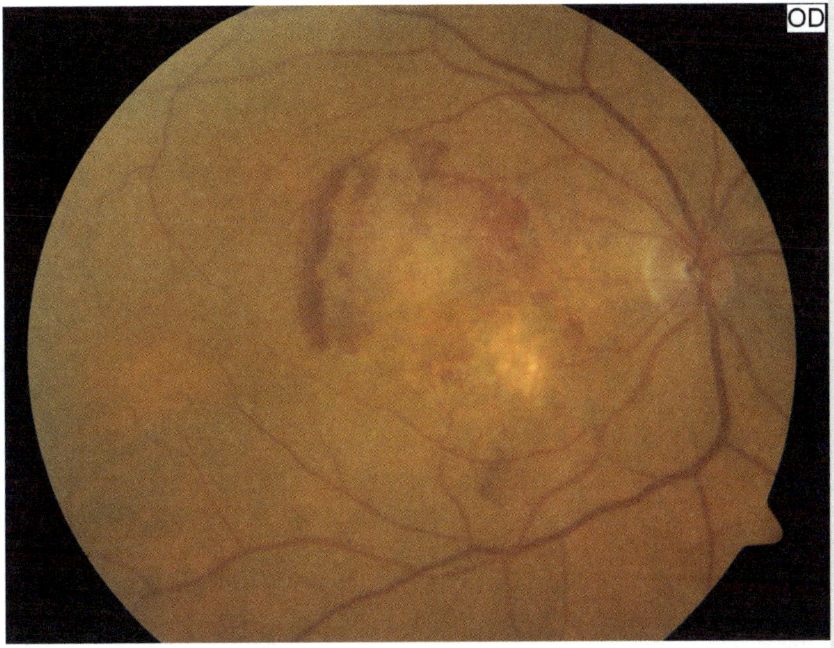

Erdem Ergun

Die feuchte Makuladegeneration

Ablagerungen zerstören Netzhaut

Das Sehen ist ein Stoffwechselvorgang. Wie bei jedem Metabolismus entstehen Abfallprodukte. Mit zunehmendem Alter funktioniert aber der Abtransport von verbrauchten Endprodukten aus den Zellen nicht mehr so, wie er sollte. Daher kann es zu Ablagerungen an der Netzhautunterlage kommen, die in weiterer Folge zu schweren Funktionsverlusten führen können. Die altersbedingte Makuladegeneration betrifft die Makula, das Zentrum des schärfsten Sehens der Netzhaut; dies deshalb, weil hier der höchste Stoffwechselumsatz der Zellen stattfindet.

Eine frühzeitige Behandlung rettet das Augenlicht

Verlauf der feuchten Form

Bei der feuchten (neovaskulären) Makuladegeneration – tritt in 20 Prozent der Fälle auf – wachsen Gefäße unter die Netzhaut und führen zu Schwellungen und Blutungen. Als Folge dieses Prozesses können sich

Narben in der Netzhaut bilden. Unbehandelt führt er bald zu Sehverschlechterungen, die zu starken Einschränkungen vor allem der Nah-, aber auch der Weitsicht führen können. Die feuchte Form der altersbedingten Makuladegeneration kann mittlerweile gut mit Medikamenten behandelt werden – etwa mit Mitteln, die direkt in die Netzhaut gespritzt werden, ist es möglich, bei einem Großteil der Patienten den Krankheitsverlauf zumindest zu stabilisieren. Bei einem Drittel der Patientinnen und Patienten kann es auch zu einer deutlichen Sehverbesserung kommen.

Verlauf der trockenen Form

Die Sehschärfe im Zentrum des Blickfeldes nimmt ab

Anders als für die feuchte gibt es für die trockene (atrophe) AMD noch keine Therapien. Ablagerungen unterhalb der Netzhaut, sogenannte Drusen, lösen eine Reaktion aus, wodurch es zu einem Gewebeschwund, einer Atrophie, kommt. Der Betroffene nimmt dann mit der Zeit einen Fleck wahr, der sich zunehmend vergrößern kann und somit die Sehleistung, vor allem beim Lesen, schwer beeinflusst. Wirksame Behandlungen der atrophen oder trockenen AMD sind derzeit nicht möglich, ein Präparat, das den Verlauf bremsen soll, ist jedoch im Zulassungsprozess. Es gibt auch Mischformen aus der feuchten und der trockenen Makuladegeneration.

Schiefe Linien

Durch jede Beschädigung von Sinneszellen im Bereich der Makula wird das Lesen kleiner Schriftgrößen und genaue Naharbeit zuerst erschwert und später unmöglich. Einzelne Buchstaben fallen aus und gerade Linien erscheinen geknickt oder verzerrt. Diese Beschwerden können langsam oder rasch fortschreiten. In schweren Fällen ist das Lesen im Spätstadium ohne Vergrößerungsglas kaum mehr möglich.

In der Regel entsteht aber keine vollständige Erblindung. Der Betroffene kann sich gut zurechtfinden. Alltägliche Hausarbeiten wie Kochen, Nähen oder Schreiben fallen ihm jedoch schwer. Bei jeder Form der AMD bleibt in der Regel das äußere Gesichtsfeld erhalten, was die räumliche Orientierung erleichtert. Auch das Sehen bei Dunkelheit bleibt erhalten, da sich die dafür verantwortlichen Stäbchen am Rand der Netzhaut befinden.

Viel Bewegung – gesunde Ernährung

Eine Ernährung bestehend aus Zitrusfrüchten, grünem Blattgemüse und Fisch, die reich an Antioxidantien ist, kann das Fortschreiten der Krankheit aufhalten.

Diabetische Augenerkrankung

Verzerrtes oder verschwommenes Sehen sind Warnsignale

Eine diabetische Augenerkrankung wird von Betroffenen selten bemerkt – und wenn, dann erst im fortgeschrittenen Stadium. Deshalb sollten Sie sich regelmäßig auf Veränderungen der Netzhaut untersuchen lassen – im Falle von Risikofaktoren am besten jährlich. Die Anzeichen sind folgende:

- dunkle Flecken oder rote Schleier im Gesichtsfeld
- verschwommenes Sehen
- unscharfes Sehen

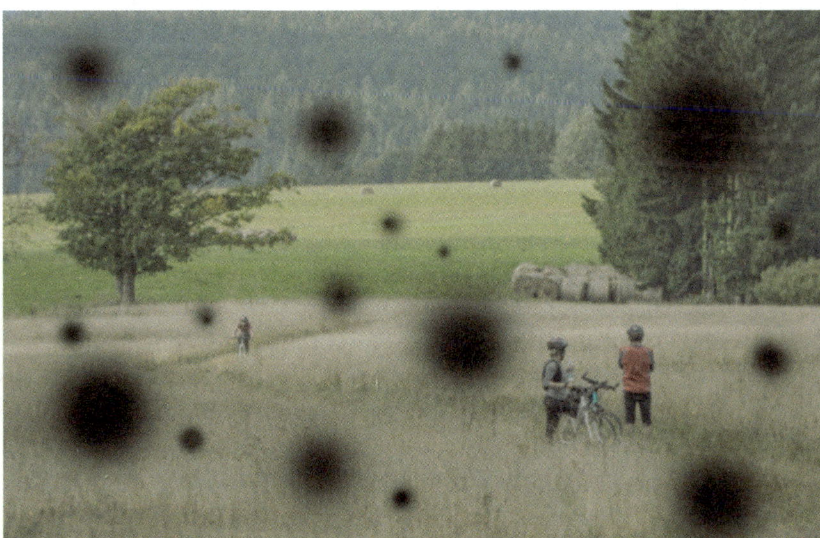

Tunatura/Shutterstock.com

Diabetes schädigt den Augenhintergrund

Durch viele kleine Blutungen oder Unterversorgung des Gewebes kann die Netzhaut so stark geschädigt werden, dass sie sich von ihrer Unterlage löst.

Diabetes kann sich auf das Sehvermögen auswirken

Erhöhte Blutzuckerspiegel führen dazu, dass sich Fett- und Eiweißstoffe in den Wänden selbst kleinster Blutgefäße ablagern und dort zu Wandverdickungen führen. Dann bilden sich Gefäßausbuchtungen, aus denen Blut austreten kann. In weiterer Folge können sich Ablagerungen von Fetten aus dem Blutplasma bilden. Diese werden bei einer augenärztlichen Untersuchung als harte Exsudate sichtbar. In diesem Anfangsstadium bilden sich noch keine Blutgefäße, in der Fachsprache wird dies nichtproliferative Retinopathie genannt.

Welche Risiken bestehen?

In einem späteren Stadium kann sich – bei anhaltend schlechter Gefäßdurchblutung – die Sauerstoffversorgung der Netzhaut weiter verschlechtern. Zum Ausgleich bilden sich neue Blutgefäße. Bei dieser proliferativen Form der Retinopathie platzen mitunter in den Glaskörper eingewachsene Blutgefäße, wodurch Betroffene plötzlich verschwommen sehen Bei einem kleinen Teil der Menschen mit Diabetes kann das im schlimmsten Fall zur Erblindung führen.

Behandlungsmöglichkeiten

Ärzte behandeln Menschen mit einer diabetischen Augenerkrankung mithilfe einer strikten Blutzucker- und Blutdruckeinstellung. Zusätzliche Risikofaktoren, wie z.B. das Rauchen, sollten vermieden werden. Bei einem weiteren Fortschreiten kann der Erkrankung mit einer Laserbehandlung der Netzhaut entgegengewirkt werden. Dieser Laser ist bei einer starken Eintrübung der Linse oder Narbenbildung im Glaskörper nicht immer einsetzbar. Wenn schwere Komplikationen wie eine Einblutung im Glaskörper oder Ablösungen der Netzhaut vorhanden sind, können Betroffene durch eine operative Entfernung des Glaskörpers vor der kompletten Erblindung gerettet werden.

Neuerdings werden vor allem bei der Makulopathie Steroide und gefäßwachstumshemmende Antikörper (so genannte VEGF-Hemmer) verabreicht, indem sie in den Glaskörperraum eingespritzt werden. Sie verhindern das Wachstum weiterer, undichter Blutgefäße.

Bei etwa einem Viertel aller an Diabetes Typ 1 erkrankten Menschen tritt irgendwann eine Retinopathie auf, bei Diabetes Typ 2 sind es 12,5 Prozent. Leider führen die Veränderungen im Auge durch die proliferative Retinopathie immer noch dazu, dass im Schnitt 1 von 5.000 Menschen mit Diabetes erblindet (Quelle: https://www.diabinfo.de/leben/folge erkrankungen/augen.html).

Sehstörungen nach einem Schlaganfall

Verbunden mit einem Schlaganfall ist es möglich, dass verschiedene Sehstörungen auftreten. Erstens können Augen und Sehbahn direkt betroffen sein, weil sie nicht mehr mit genügend Blut versorgt werden. Dann kann es zur Erblindung auf dem betroffenen Auge kommen. Zweitens kann eine Region im Gehirn betroffen sein, die die von der Netzhaut weitergegebenen Informationen verarbeitet. Ob und, wenn ja, wie weit sich diese Sehstörungen wieder zurückbilden, ist von Patient zu Patient unterschiedlich.

Ein Schlaganfall kann auch zur Erblindung führen

Die häufigsten Sehstörungen

Bei den Gesichtsfeldeinschränkungen handelt es sich um die häufigste Sehstörung nach einem Schlaganfall. Dabei kann es zu blinden Flecken, einem Tunnelblick oder sogar zum Ausfall einer kompletten Gesichtshälfte kommen. Ausschlaggebend hierfür ist, wie groß der Hirnschaden ist und welche Gebiete des Gehirns betroffen sind. Mit einem so eingeschränkten Blickfeld fällt es Betroffenen oft schwer, sich zu orientieren: Sie stoßen sich öfter, weil Hindernisse übersehen werden, und finden sich im öffentlichen Raum und Straßenverkehr schwerer zurecht. Auch das Lesen funktioniert langsamer, weil durch die Einschränkungen Satzanfänge und enden übersehen werden.

Etwas anderes ist der sogenannte Neglect. Bei ihm wird eine Raum- oder Körperhälfte nicht mehr wahrgenommen.

Herdblick

Ein sogenannter Herdblick kann ein erstes Zeichen für einen Schlaganfall sein. Die Menschen können ihre Blickrichtung nicht mehr fokussieren oder kontrollieren, ihre Augen und ihr Blick „kippen" nach links oder rechts. Manchmal dreht sich auch der ganze Kopf in eine Richtung.

Störung der Tiefenwahrnehmung

Diese Störung bedeutet, dass betroffene Menschen die Distanz zu Gegenständen nicht mehr richtig einschätzen können. Sie können dann nicht mehr dreidimensional sehen, oder sie beurteilen den Abstand zu Dingen falsch, wenn sie z.B. danach greifen.

Verschobene Raumachsen

Bei bestimmten Hirnschädigungen kann es passieren, dass die Wahrnehmung der Raumachsen beeinträchtigt wird. Betroffene haben dann Probleme damit, geradeaus zu gehen oder ein Fahrrad und einen Rollstuhl zu lenken. Schreiben und Lesen können dadurch ebenfalls in Mitleidenschaft gezogen werden.

Doppelbilder

Doppelbilder können die Folge eines Schlaganfalls sein

Sowohl Doppelbilder als auch verschwommenes Sehen können die Folge eines Schlaganfalls sein. Bei Ersteren kann es auch zu Schwindelanfällen kommen.

Visuelle Neurorehabilitation

Neurologische Erkrankungen können zu Sehstörungen führen und den Alltag negativ beeinträchtigen. Ein Großteil aller Patienten leidet nach Schlaganfällen, Schädel-Hirn-Traumen oder bei degenerativen Erkrankungen wie Multipler Sklerose oder Morbus Parkinson an Sehstörungen unterschiedlicher Art.

Mittels umfangreicher Diagnostik und entsprechender Therapie können Betroffene von Orthoptisten unterstützt werden. Die Untersuchung und Therapie des visuellen Systems ist ein wertvoller Beitrag und schafft bestmögliche Voraussetzungen für die Rehabilitation im interdisziplinären Team. Die Zusammenarbeit mit Augenfachärzten, Neurologen und Psychologen sowie anderen therapeutischen Berufsgruppen erweist sich als sehr günstig.

Die Welt „mit anderen Augen" sehen

Je nach Ort der Hirnschädigung sind visuelle Zentren mit unterschiedlichen Funktionen betroffen. Folgende Beschwerden können auftreten:

- herabgesetztes Sehvermögen
- Doppelbilder als Folge von Störungen der Augenbewegungen
- Probleme bei der Distanzabschätzung
- Gesichtsfeldausfälle, die zum Übersehen von Hindernissen führen können
- eingeschränkte räumliche Orientierung
- Probleme beim Lesen
- gestörte Farb- und Kontrastwahrnehmung

Die Beschwerden nach einer Hirnschädigung können vielfältig sein

Untersuchungen zur Therapieplanung

Eine Reihe von Untersuchungen des visuellen Systems stehen zur Verfügung, um die Therapien planen zu können:

- Erhebung der Beschwerden im Rahmen des Anamnesegesprächs
- Bestimmung der Sehschärfe, der Farb- und Kontrastwahrnehmung
- Beurteilung der Augenbewegungen
- Überprüfung des beidäugigen Sehens
- Gesichtsfelduntersuchung
- Untersuchung der Lesefähigkeit

Mit Einschränkungen leben lernen

Gezielte Therapien unterstützen Betroffene

Ziel von therapeutischen Maßnahmen ist die Verbesserung der individuellen Lebenssituation. Dieses Ziel ist nicht nur dann erreicht, wenn störende Doppelbilder beseitigt werden, eine herabgesetzte Sehschärfe verbessert oder die Lesefähigkeit wiedererlangt wird. Auch wenn Symptome keine Verbesserung zeigen, können Patienten lernen, diese zu akzeptieren und Kompensationsstrategien anzuwenden.

Therapeutische Maßnahmen

- Ausgleich von Doppelbildern, z.B. mit optischen Hilfsmitteln
- Therapie bei Gesichtsfeldausfällen und visuellem Neglect (Halbseitenvernachlässigung)
- orthoptische Visualtherapie bei Störungen des beidäugigen Sehens
- Lesetraining
- Anpassung vergrößernder Sehhilfen
- Hilfsmittelausstattung und Beratung
- Training zur besseren visuellen Orientierung im Alltag
- Einüben von Kompensationsstrategien

Laser oder Skalpell

Welche gängigen Operationen es gibt und was zu tun ist, wenn es zum Streit kommt.

Refraktive Augenchirurgie

Die refraktive Augenchirurgie umfasst alles, was mit der sogenannten Lichtbrechung zu tun hat. Dabei gibt es zwei große Gruppen.

„Kosmetische" refraktive Chirurgie

Dabei geht es um Menschen, die zum Beispiel keine Brille mehr tragen wollen und ihre Fehlsichtigkeit mittels refraktiver Chirurgie korrigieren lassen möchten.

„Therapeutische" refraktive Chirurgie

Die therapeutische refraktive Chirurgie wird beispielsweise bei Hornhautverletzungen, transplantationen oder Verletzungen der Linse und der Iris angewendet, wenn die Patientinnen und Patienten die volle Sehkraft wiederhergestellt haben möchten.

Bei der refraktiven Augenchirurgie handelt es sich um Lasereingriffe. Die dabei verwendeten Excimer-Laser haben die besondere Eigenschaft, dass sie mit hoher Präzision im menschlichen Gewebe Abtragungen durchführen können. Deshalb ist dieser Laser für Eingriffe an der Oberfläche der Hornhaut prädestiniert. Das gilt für den kosmetischen und den therapeutischen Bereich. Bei der refraktiven Augenchirurgie wird von sogenannten Oberflächenmethoden gesprochen. Diese beruhen darauf, dass man direkt auf die Hornhaut lasert, dort also Gewebe abträgt. Dadurch wird entweder die Oberfläche geglättet, die Brechkraft der Hornhaut reduziert oder erhöht, um eine Kurz- oder Weitsichtigkeit zu korrigieren. Eine Kurzsichtigkeit beruht z.B. darauf, dass der Brennpunkt im Auge vor der Netzhaut liegt. Wenn man da die Brechkraft der Hornhaut mit einen Laser reduziert, indem man im Zentrum mehr abträgt als in der Peripherie, wandert dieser Brennpunkt nach hinten und der Patient kann dann ohne Brille entsprechend scharf sehen.

Der Laser ist für Eingriffe an der Hornhaut gut geeignet

Stromale Methoden

Zu den stromalen Methoden gehören unter anderem Lasik (siehe Abschnitt „Lasik", ► Seite 174) und das SMILE-ReLex-Verfahren. SMILE-ReLex steht für „small incision lenticule extraction". Es handelt sich dabei um ein minimalinvasives Verfahren, bei dem ein Femtosekundenlaser eingesetzt wird. Entwickelt wurde die Methode ab 2006 von Carl Zeiss Meditec, ab 2011 kam sie international zum Einsatz. Schon 2014 wurde sie weltweit mehr als 100.000 Mal angewandt. Der größte Vorteil ist der eingesetzte Laser, mit dessen Hilfe sich die Einschnittsfläche um bis zu 80 Prozent verkleinert. Dabei wird – wie bei der Lasik-Methode – im Hornhautstroma, also einer tieferen Schicht, Gewebe abgetragen. Im Gegensatz zur Lasik-Behandlung, wo Hornhautlappen gemacht werden, werden bei SMILE-ReLex sogenannte Lentikel, das sind kleine, linsenförmige Hornhaut-Scheibchen, im Stroma der Hornhaut kreiert. Diese Lentikel werden dann entfernt, sodass sich eine andere Krümmungsrate der Hornhaut ergibt. Raumluft oder Luftfeuchtigkeit haben keinen Einfluss auf das Ergebnis. Der Eingriff ist nahezu schmerzfrei, es besteht geringeres Infektionsrisiko und die Augen heilen schneller im Vergleich zur Lasik-Methode. Dadurch können Betroffene sich bereits am Tag des Eingriffs wieder sportlich betätigen.

Laser verkleinert Einschnittsfläche um 80 Prozent

Das Verfahren eignet sich – auch wenn es bereits häufig angewandt wird – nicht für alle Formen der Fehlsichtigkeit. Empfohlen wird es für Menschen mit Hornhautverkrümmung, dünner Hornhaut oder starker Kurzsichtigkeit sowie für jene mit trockenen Augen.

Implantierte Linsen

Linsen können in die Vorder- oder Hinterkammer des Auges implantiert werden. Das wird vor allem bei hohen Fehlsichtigkeiten gemacht, also z.B. bei Menschen mit –15 Dioptrien, bei denen keine Laserbehandlung mehr durchgeführt werden kann. Außerdem kann – bei schweren Fällen – die Linse im Auge durch eine Kunstlinse ersetzt werden. Das entspricht einer Kataraktoperation. Weitere Aufgaben der refraktiven Augenchirurgie sind beispielsweise das Einsetzen einer künstlichen Iris oder Entspannungsschnitte an der Hornhaut.

Ablauf einer Behandlung und Voraussetzungen

Wenn der Patient den Wunsch hat, eine Kurzsichtigkeit korrigieren zu lassen, wird zunächst überprüft, welche Ziele mit dem Eingriff erreicht werden sollen. Bei jenen, die eine Lesebrille benötigen, muss z.B. abgeklärt werden, ob die Person durch die Behandlung dann zwar wahrscheinlich ihre Kurzsichtigkeit verliert, aber in bestimmten Situationen weiterhin eine Lesebrille nötig haben wird. Bei der Anamnese wird anschließend festgestellt, ob Augenerkrankungen vorliegen, danach werden der Grad der Fehlsichtigkeit und die Topographie der Hornhaut, also ihre Oberfläche, und ihre Dicke bestimmt. Dabei geht es um grundsätzliche Parameter, mit denen festgestellt werden soll, ob die Person für eine Behandlung geeignet ist. Wenn etwa die Fehlsichtigkeit zu hoch oder die Hornhaut zu dünn ist, erübrigen sich alle weiteren Schritte. Laserbehandlungen können bei Kurzsichtigkeit bis etwa –7 Dioptrien, bei Weitsichtigkeit meist bis 2 Dioptrien durchgeführt werden. Die Dicke der Hornhaut darf ein gewisses Maß nicht unterschreiten. Wichtig ist auch, dass bestimmte Hornhauterkrankungen ausgeschlossen werden. Eine Kontraindikation wäre z.B. ein Keratokonus. Dabei handelt es sich

Eine Laserbehandlung dauert meist nur kurz

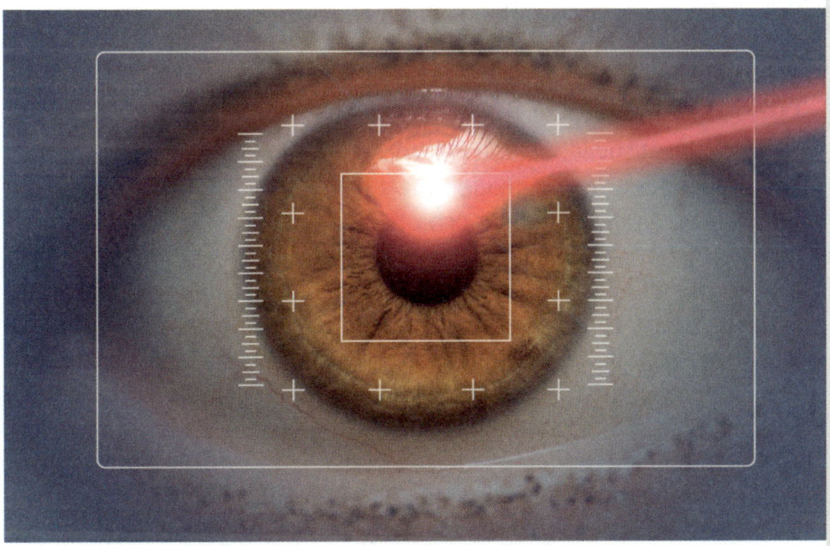

Rohane Hamilton/Shutterstock.com

Dauer und Kosten

Der Einsatz eines Lasers beim Eingriff selbst dauert – je nach Methode – maximal 40 Sekunden. Vom Zeitpunkt des Hineinfahrens in den Laserraum bis zum Verlassen des Raums dauert es maximal 35 Minuten. Zur lokalen Betäubung werden Augentropfen verabreicht, ein leichtes Beruhigungsmittel ist ebenfalls möglich. Oberflächenbehandlungen kosten etwa 4.000 Euro für beide Augen, Lasik-Eingriffe kosten etwa 5.000 Euro.

um eine angeborene Erkrankung, die dafür sorgt, dass sich die Hornhaut kegelförmig auswölbt. Durch dieses Auswölben verschlechtert sich die Abbildungsqualität der Hornhaut drastisch.

In den meisten Fällen ist es so, dass eine Brille oder Kontaktlinsen dasselbe wie ein Eingriff bieten können, es handelt sich also beim Eingriff um eine Art „kosmetische" Behandlung. Es gibt aber Ausnahmen, vor allem bei Berufsgruppen, in denen viel kopfüber gearbeitet wird. Wenn diese Arbeiterinnen und Arbeiter dann keine Kontaktlinsen mehr vertragen, dann ist die Arbeit mit einer Brille oft schwierig. Es ist aber immer ein Wunsch des Patienten, der Patientin und keine medizinische Empfehlung. Außerdem ist es bei stärkeren Fehlsichtigkeiten so, dass eine Brille schwerer ist und auch das Bild stark verkleinert.

Die Nachsorge

Patienten sollen sich nach dem Eingriff erholen und entspannen

Patienten haben im Normalfall bis zu 48 Stunden nach dem Eingriff Schmerzen. Da die Wunden noch offen sind, müssen Verschmutzungen im Bereich der Augen unbedingt vermieden werden. Antibiotische Augentropfen, die den Betroffenen verschrieben werden, sind strikt nach den ärztlichen Vorgaben zu verwenden. Unmittelbar nach dem Eingriff sollen Betroffene sich Ruhe und Entspannung gönnen. Wichtig ist auch, dass Patientinnen und Patienten sich in der Zeit nach dem Eingriff mit einer Sonnenbrille vor UV-Licht schützen. Diese muss aber nur bei starker Sonnenbestrahlung getragen werden. Aufpassen muss man etwa 6 Monate, danach ist die Wundheilung abgeschlossen. Auf Augen-Make-up sollte in der ersten Zeit nach der Behandlung verzichtet werden. Etwa 2 Tage nach der Operation sind leichte Sportarten wie Joggen wieder erlaubt, nach zirka 4 Wochen können Patientinnen und Patienten wieder ohne Einschränkungen Sport treiben. Bei regelmäßigen Nachuntersuchungen wird kontrolliert, ob alles in Ordnung ist.

Intacs

Intacs ist der Markenname von zu implantierenden intracornealen Ringsegmenten. Das Verfahren wird angewendet, um Fehlsichtigkeit zu korrigieren. Intacs können beispielsweise genutzt werden, wenn die Hornhaut des Auges für eine Lasik-Behandlung zu dünn ist. Neben einer Fehlsichtigkeit kann auch ein Keratokonus damit behandelt werden. Vor dem Eingriff werden noch einige Tests durchgeführt, z.B. werden Augenhintergrund und Hornhautoberfläche beurteilt sowie ein Sehtest gemacht.

Ablauf des Eingriffs

Die Dauer des Eingriffs beträgt nur wenige Minuten, das Auge wird mithilfe einer Lidsperre offen gehalten. Ein Schnitt wird im oberen Bereich der Hornhaut gesetzt, danach erzeugt ein Saugring über dem Auge ein Vakuum. So können dann die Schnitte gesetzt werden, in welche die Plexiglashalbringe eingesetzt werden. Sie bestehen aus einem Material, das für Kunstlinsen benutzt wird und sehr gut verträglich ist. Durch die implantierten Halbringe im Außenbereich der Iris wird die Hornhautwölbung ausgeglichen und die Fehlsichtigkeit korrigiert.

Patienten sollten bei der Behandlung begleitet werden

Gründliche Nachsorge

Am Tag nach dem Eingriff wird das Auge untersucht, oft kann danach schon auf einen Augenverband verzichtet werden. Anders als eine Laserbehandlung kann diese Operation auch rückgängig gemacht werden. Gelegentlich kommt es zu einer Trübung der Hornhaut, auch Narbenbildung kann in seltenen Fällen vorkommen. Da die Halbringe aber im äußeren Bereich angebracht werden, ist das optische Zentrum meist nicht betroffen. Ganz selten kommt es zu Infektionen und Abstoßungsreaktionen.

Lasik: Laser-in-situ-Keratomileusis

Bei der so genannten Laser-in-situ-Keratomileusis (Lasik) handelt es sich um ein Verfahren zur Behandlung von Fehlsichtigkeit mithilfe der Laserchirurgie. Dabei wird Gewebe in der Hornhaut abgetragen, um eine Veränderung der Hornhautverkrümmung zu erreichen. Vor dem Eingriff wird das Auge, das nicht behandelt wird, abgedeckt, Binde- und Hornhaut des anderen werden mit einem Medikament eingetropft und betäubt. Anschließend wird das Auge mit einer Feder während des Eingriffs offen gehalten, sodass das betroffene Auge für die Operation frei zugänglich ist. Mit einem Saugring wird es in Position gehalten. Anschließend erfolgt ein kleiner Schnitt an der Hornhaut, um so den Flap, eine Lamelle, zu erzeugen. Die darunter liegende Schicht wird mit dem Excimer-Laser entsprechend geformt. Der Laser trägt die nötige Menge der Hornhaut vollautomatisch ab, um so die benötigten Korrekturen durchzuführen. Mit der Hilfe der modernen Technologie ist eine absolut präzise Arbeit möglich. Am Ende wird der Flap wieder zurückgeklappt und angedrückt. Die Lamelle saugt sich von selbst am Gewebe fest, eine weitere Befestigung ist nicht nötig.

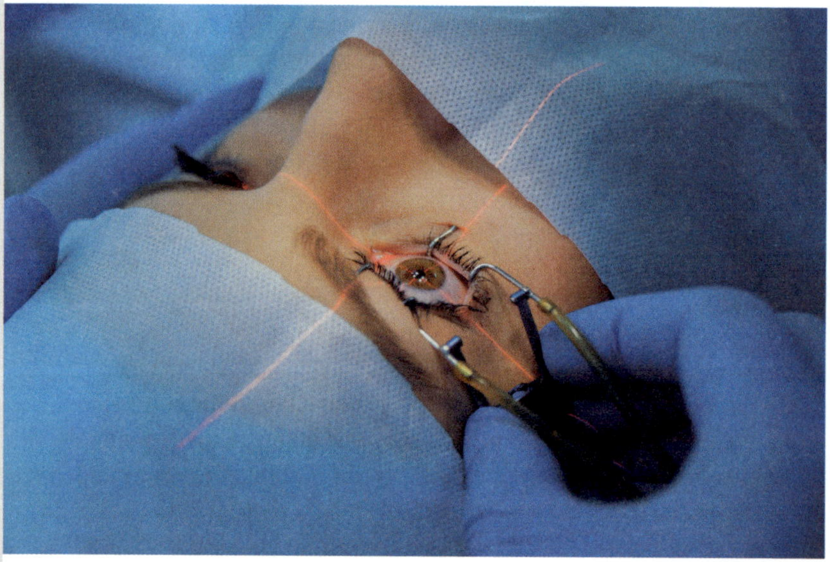

Roman Zaiets/Shutterstock.com

Mithilfe der Lasik-Chirurgie kann Fehlsichtigkeit korrigiert werden

Die Operation dauert nur wenige Minuten. Entweder wird das behandelte Auge mit einem Verband abgedeckt, oder es wird für einen Tag eine sogenannte therapeutische Kontaktlinse verwendet, die das Operationsgebiet schützt und verhindert, dass der Flap verrutscht.

Anwendbarkeit von Lasik

Bei Kurzsichtigkeit kann Lasik bis in etwa –10 Dioptrien angewendet werden. Voraussetzungen sind eine ausreichende Dicke der Hornhaut und eine nicht zu weite Pupille. Bei Weitsichtigkeit kann Lasik bei bis zu 4 Dioptrien angewendet werden, dasselbe gilt für Hornhautverkrümmungen. Um die individuelle Eignung festzustellen, wird eine Voruntersuchung durchgeführt. Weiters sind die folgenden Grundvoraussetzungen wichtig:

Lasik wird bei stark Kurzsichtigen angewendet

- Die Fehlsichtigkeit sollte sich optimalerweise bei Erwachsenen seit einem Jahr, bei Jugendlichen seit zwei Jahren oder länger nicht verschlechtert haben.
- Trägerinnen und Träger von Kontaktlinsen müssen sich darauf einstellen, mindestens 14 Tage, bei harten Kontaktlinsen drei Wochen, vor der Voruntersuchung und auch vor der Operation durchgehend auf das Tragen der Linsen zu verzichten. Diese Pause ist notwendig, da durch das Tragen der Linsen Formveränderungen der Hornhaut entstehen können.
- Diabetes und/oder rheumatische Erkrankungen dürfen nicht bestehen.
- Während der Stillzeit oder der Schwangerschaft davor darf die Behandlung nicht stattfinden.
- Ein Herpes der Hornhaut darf nicht gegeben sein.
- Keine fortschreitenden Hornhauterkrankungen!
- Grauer Star oder Netzhautablösungen dürfen nicht bestehen.
- Menschen, die gegen Pollen allergisch sind, sollten für ihre Behandlung einen Zeitraum festlegen, in dem sie keine Beschwerden haben.
- Ein vorab bestehender grüner Star muss nachweislich stabil sein.

- Es darf keine feuchte Makuladegeneration bestehen.
- Der Patient muss 18 Jahre oder älter sein; empfohlen werden Lasik-Behandlungen aber erst ab dem 21. Lebensjahr.

Empfehlenswert ist außerdem, dass der Betroffene beim Termin der Operation von einer weiteren Person begleitet wird. Ob beide Augen gleichzeitig oder nacheinander behandelt werden, obliegt der Entscheidung der Patientin, des Patienten. Im Folgenden werden verschiedene Methoden der Laserbehandlung vorgestellt.

Femto-Lasik

Laser schneiden präziser als Messer

Dabei handelt es sich um die modernste Methode der Lasik-Behandlungen. Die Lamelle wird mit einem speziellen Laser (dem Femtosekundenlaser) geschnitten. Dieser Schnitt ist für die Patienten präziser und somit sicherer als Schnitte mit einem Messer (Mikrokeratom). Geringe Beschwerden und eine rasche Erholung der Sehschärfe sind weitere Vorteile dieser Methode.

Mögliche Komplikationen nach der Behandlung

Während des Lasik-Eingriffs spüren Patientinnen und Patienten lediglich einen leichten Druck. Selten treten direkt nach der Behandlung Schmerzen auf, die sich durch das Tränen der Augen oder ein Fremdkörpergefühl bemerkbar machen. Infektionen im Auge sind die häufigste Form der Komplikationen nach einer Lasik-Behandlung, wenn Keime in die Wunde kommen. Eine weitere mögliche Komplikation, die nicht so ungewöhnlich ist, sind Aussetzer bei den Geräten selbst. Nachlaserungen können ebenfalls nötig sein, weil der Laser bestimmte Parameter als Durchschnittswerte annehmen muss. So wird etwa der Flüssigkeitsgehalt der Hornhaut nicht gemessen, sondern angenommen.

Die folgenden weiteren Komplikationen können nach der Operation auftreten.

Verschobene Lamelle. Vor allem am ersten postoperativen Tag ist es möglich, dass sich die abgehobene Lamelle verschiebt oder umschlägt.

Das muss sofort operativ in Ordnung gebracht werden. Wenn das operierte Auge für 24 Stunden mit einer Verbandlinse versorgt wird, ist so etwas eher selten.

Abgelöste Hornhautschicht. Selten passiert es, dass sich beim Abtrennen der Hornhautlamelle Teile der oberen Hornhautschicht ablösen oder dass der Schnitt falsch geführt wird. Defekte heilen meist folgenlos, bei falscher Schnittführung darf dann aber nicht gelasert werden.

Bildung von Partikeln. Möglich ist auch eine Bildung von Partikeln zwischen der abgehobenen Lamelle und der bearbeiteten Hornhautschicht, die das Sehen einschränken. Diese bauen sich im Normalfall innerhalb von wenigen Wochen ab, hin und wieder muss der Arzt das Problem aber mit einem Eingriff beheben.

Faltenbildung. Selten kommt es auch zu einer zarten Faltenbildung in dem abgehobenen Deckel oder auch an seiner Unterseite. Diese Falten können, falls erforderlich, mit einer zweiten Operation behoben werden. Der Hornhautdeckel kann dann entlang der ersten Schnittlinie ein zweites Mal geöffnet werden. So ist kein zweiter Schnitt vonnöten.

Bei Komplikationen suchen Sie schnellstmöglich den Augenarzt auf

Sehverschlechterung. Zu einer Sehverschlechterung kommt es, wenn Zellen aus der abgehobenen Hornhautlamelle in die darunter liegende Schicht einwachsen. Sollte dieser Komplikation nicht umgehend mit einer entsprechenden Behandlung entgegengewirkt werden, kann das sogar zu einer Auflösung der Hornhaut führen. Außerdem kann es zu einer Verschlechterung der Sehkraft bei Dämmerung und in der Nacht kommen. Besonders oft der Fall ist das bei Menschen, bei denen eine Kurzsichtigkeit von mehr als –5 Dioptrien korrigiert wurde. Ausschlaggebend dafür ist, dass bei dieser Art der Korrektur das Zentrum der Hornhaut verdünnt wird. Dadurch wird der umliegende Bereich im Auge vergleichsweise steiler. Wenn die Pupille sich nun im Dunkeln weitet, fallen Teile des Lichts auch durch den nicht behandelten Teil der Hornhaut in das Auge. Das kann dazu führen, dass man verzerrt sieht, Doppelbilder entstehen oder man sich durch das Gegenlicht stark geblendet fühlt.

Vorübergehend trockene Augen. Es kann für eine gewisse Zeitperiode dazu kommen, dass sich die behandelten Augen trocken anfühlen. Dem kann mit dem Eintropfen der Augen entgegengewirkt werden. Nach etwa sechs Monaten sollte sich dieses Problem gelegt haben.

Infektion der Hornhaut. Ebenfalls selten ist eine Infektion der Hornhaut. Die Narben, die sich in der Folge daraus bilden können, sind in der Lage, das Sehvermögen erheblich zu stören. Im schlimmsten Fall kann das Sehvermögen nur mithilfe einer Hornhauttransplantation wiederhergestellt werden.

Entzündungsreaktion im Auge. Nicht sehr häufig gibt es Entzündungsreaktionen am Auge. Diese werden medikamentös behandelt. Sollte das nicht konsequent geschehen, kann das Sehvermögen darunter erheblich leiden.

Auch Narben können auftreten

Narben im Zentrum der Hornhaut. Nach der Korrektur von Weitsichtigkeit können in seltenen Fällen Narben im Zentrum der Hornhaut auftreten. Die erzielte Verbesserung bildet sich dann beinahe vollständig wieder zurück.

Blutgefäße. Bei Betroffenen mit Kurzsichtigkeit kann es sein, dass sich an der Stelle, wo sie am schärfsten sehen, Blutgefäße gebildet haben. Diese können durch den Unterdruck, der sich im Saugring bildet, platzen und zu bluten beginnen. Das bewirkt eine deutliche Verschlechterung der Sehkraft. Auch Netzhauteinrisse und ablösungen sind möglich. Um diese schnell entdecken und behandeln zu können, ist eine sorgfältige Untersuchung nach der Operation notwendig.

Astigmatismus. Ein irregulärer Astigmatismus kann sich ebenfalls bilden. Dieser ist nicht mehr so leicht zu reparieren, wie es vor dem Eingriff möglich war.

Rückbildung des OP-Erfolges. Eine Rückbildung des Operationserfolges kann in den ersten Wochen und Monaten nach dem Eingriff geschehen.

Vorwölbung der Hornhaut. Wenn sehr viel von der Hornhaut entfernt werden muss, kann sich diese auch nach Jahren noch vorwölben und so instabil werden. Daraus folgt eine grobe Verschlechterung des Sehvermögens. Im Extremfall muss die Hornhaut durch eine Transplantation ersetzt werden. Bei Beachtung bestimmter Grenzen tritt diese Komplikation nicht auf.

Komplikationen bei Lasik-Verfahren. Die Anzahl der auftretenden Komplikationen ist in den letzten Jahrzehnten um ein Vielfaches zurückgegangen, da sich die Lasik-Technik entscheidend verbessert hat. Ist eine Fehlsichtigkeit von ±0,5 Dioptrien akzeptabel, kann gesagt werden, dass über 90 Prozent der Betroffenen nach der ersten Operation auf eine Brille oder Kontaktlinsen zukünftig verzichten können. Einige wenige benötigen einen zweiten Eingriff, um dieses Ziel zu erreichen. In der Regel können Patientinnen und Patienten nach zwei bis drei Tagen wieder arbeiten. Nach etwa sechs Tagen können sie sich auch wieder sportlich betätigen. Die Sehschärfe ist danach im Regelfall langfristig stabil. Ab dem 40. bis zum 45. Lebensjahr verändert sich die Lesefähigkeit der Augen. Eine Lesebrille ist dann vonnöten.

Nachsorge bei Lasik

Die erste Kontrolluntersuchung findet einen Tag nach dem Eingriff statt. Hier geht es vor allem um die Frage, ob der Hornhautdeckel wieder fest in seiner vorherigen Position sitzt, damit er an der Oberfläche keine Falten entwickelt und im Wundspalt keine Partikel zu finden sind. Ob die Wundheilung im Epithel wieder hergestellt und die Sehkraft vollständig zurückgekehrt ist, kann der Arzt zwei Tage danach feststellen. Am Beginn kann das Sehvermögen schwanken und eine leichte Lichtempfindlichkeit vorhanden sein. Beides legt sich in den kommenden Wochen wieder. Während des Heilungsprozesses erhalten Patienten antibiotische Augentropfen, gefolgt von „künstlichen Tränen" für die Pflege der Hornhautoberfläche. Nach spätestens sechs Wochen ist der Heilungsprozess abgeschlossen, das Ergebnis der Lasik-Operation steht dann fest. Die vierte und letzte Kontrolle findet ein Jahr nach dem Eingriff statt.

Die erste Kontrolle erfolgt einen Tag nach dem Eingriff

Lasek, TransPRK, No-Touch-Laser

Bei der laserunterstützten subepithelialen Keratektomie (Lasek), der transepithelialen photorefraktiven Keratektomie (TransPRK) und der Behandlung mit einem No-Touch-Laser wird im Gegensatz zur Lasik-Methode keine Lamelle in die Hornhaut geschnitten, wodurch für die Operation weniger Hornhaut-Gewebe benutzt werden muss. Mit Blick auf bestimmte Komplikationen (z.B. eine Keratektasie) sind diese Methoden somit sicherer. Dafür benötigt die Erholung der Sehschärfe ein wenig mehr Zeit und in den ersten ein bis zwei Tagen nach der Operation können Schmerzen auftreten.

Laser-Thermo-Keratoplastik (LTK)

Bestimmte Behandlungen können ambulant durchgeführt werden

Dabei handelt es sich um einen Eingriff zur Behandlung von geringer Weitsichtigkeit und Alterssichtigkeit. Es wird ein Infrarotlaser verwendet, der in das Hornhautgrundgewebe eindringt, um die Krümmung zu verändern. Die Veränderung der Hornhaut findet statt, ohne dass diese biologisch von ihr wahrgenommen wird. Der Eingriff wird ambulant durchgeführt und dauert nur wenige Sekunden. Das Auge wird bei diesem Eingriff weniger gereizt. Weit- und Alterssichtigkeit bis +1,5 Dioptrien sind so behandelbar. Es besteht aber die Möglichkeit einer Regression, sodass sich die behandelten Werte wieder zurückbilden.

Photorefraktive Keratektomie (PRK)

Bei dieser Behandlungsmethode wird die Hornhaut direkt mit dem Excimer-Laser behandelt. Die Hornhaut wird dadurch in ihrer Form verändert, sodass die Fehlsichtigkeit korrigiert wird. Es entsteht eine kleine Wunde an der Hornhaut. Patienten verspüren einen Wundschmerz, der durch das Tragen einer Verbandskontaktlinse, Augentropfen oder Schmerzmittel gelindert wird. Nach wenigen Tagen sollten die Schmerzen verschwunden sein, es kann aber mehrere Wochen dauern, bis ein normales Sehvermögen erreicht wird. Nach zirka drei Monaten ist ein stabiles Ergebnis zu erwarten.

Phake-Intraokularlinsen (PIOL)

Ist eine Fehlsichtigkeit so stark, dass in der Regel kein Laserverfahren mehr angewendet werden kann, dann besteht die Möglichkeit, sie mit einer Linse, die fix ins Auge eingesetzt wird, zu korrigieren. Dazu muss der Arzt das Auge öffnen, und zwar mit einem drei Millimeter großen, selbstabdichtenden Schnitt. Für diesen ist in der Regel keine Naht erforderlich. Die Kunstlinse ist einer Kontaktlinse ähnlich und wird vor die eigene Linse implantiert und funktioniert als Verstärkung für diese. Falls nötig kann die Implantation auch rückgängig gemacht werden.

Phake Linsen werden ins Auge eingesetzt und halten oft ein Leben lang

Clear-Lens-Extraction (CLE)

Darunter versteht man das Ersetzen der natürlichen Linse durch eine Kunstlinse (Intraokularlinse), eine sogenannte Hinterkammerlinse, die im Kapselsack des Auges angebracht wird. Es wird zwischen zwei CLE-Linsentypen unterschieden: multi- und monofokal. Zweitere sind lediglich für das scharfe Sehen in der Ferne geeignet, Patienten entscheiden sich oft für eine zusätzliche Brille für den Nahbereich.

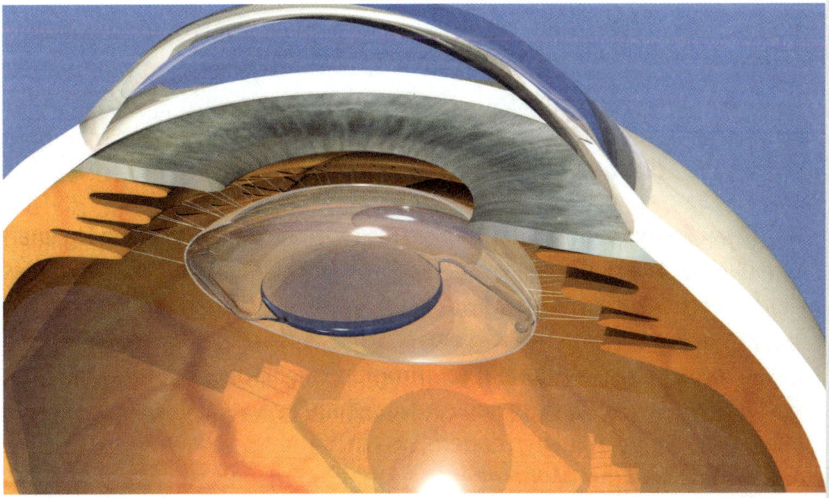

Belus/Shutterstock.com

Eine im menschlichen Auge implantierte Intraokularlinse

Multikfokale Linsen gibt es bi- und trifokal. Durch ihren speziellen Schliff können sie zwei oder drei verschiedene Distanzbereiche abdecken. Mit trifokalen Linsen benötigen Betroffene postoperativ in der Regel keine Brille mehr. Bifokale Linsen decken nur zwei unterschiedliche Distanzbereiche ab, weshalb auch hier eine Brille nötig ist, z.B. beim Lenken eines Fahrzeuges.

Vor und nach der Operation

Die gesamte Operation dauert etwa 20 Minuten. Anders als bei einer Laserbehandlung wird hier nur ein Auge pro Tag behandelt. Zwischen den Eingriffen liegen etwa 48 Stunden. Patienten können bereits am Tag nach der Operation sehr gut sehen.

Vor der Behandlung sollten Erkrankungen im Auge – abgesehen vom grauen Star – ausgeschlossen werden. CLE wird meist bei älteren Personen angewendet. Der Grad der Fehlsichtigkeit sollte bei mindestens –6 Dioptrien Kurzsichtigkeit oder bei +4 Dioptrien Weitsichtigkeit liegen.

Der Netzhautdefekt

Die Elastizität der Netzhaut schwindet im Alter

Vor der Netzhaut befindet sich der Glaskörper, der aus Fasern und Flüssigkeit besteht und von der dünnen Glaskörpergrenzmembran umhüllt ist. Anfangs ist sie noch elastisch, ihre Elastizität nimmt jedoch im Alter ab und sie wird spröde. Dadurch können kleine Risse in der Membran entstehen, die den Inhalt des Glaskörpers austreten lassen. Dieses Phänomen zeigt sich in Punkten, Fliegen oder Rußpartikeln, die der Betroffene im Sichtfeld erkennt. Einige beschreiben es wie einen dunklen Vogelschwarm. Der Glaskörperinhalt drängt sich zwischen die hintere Fläche der Glaskörpermembran und die Netzhaut. Dadurch wird die Membran nach vorne gedrückt. Das ist noch kein Grund zur Sorge, da dieser Prozess auch unbemerkt auftreten kann; jedoch kann es sein, dass die Fasern zwischen Glaskörper und Netzhaut unter Anspannung geraten und die Netzhaut reißt.

Ein Riss bleibt

Die Behandlung eines Netzhautdefekts erfolgt mit einem Laser, der die Netzhaut wieder zusammenschweißt und vernarbt, damit sich die Glaskörperflüssigkeit nicht durch das Loch in die Netzhaut bewegt. Der Riss bleibt jedoch erhalten. Selbstbeobachtung und rasche Reaktion sind entscheidend. Die Häufigkeit liegt in der Bevölkerung bei 1 zu 10.000.

Die Netzhautablösung – ein medizinischer Notfall

Schwarze Flecken, Gesichtsfeldausfälle, helle Lichtblitze im Auge (Photopsien), dunkle Schatten im Sichtfeld – diese Symptome sind Anzeichen einer Netzhautablösung. Es ist eine Erkrankung, die unbehandelt weitreichende Folgen haben und auch zur Erblindung führen kann. Die Netzhautablösung ist ein medizinischer Notfall.

Die Netzhautablösung kann unbehandelt zur Erblindung führen

Schatten im Auge

Martina (44) nahm eines Tages einen Schatten im linken Auge wahr. Auch stellte sie eine Verschlechterung der Sehkraft fest. Sofort ließ sie sich von ihrem Mann in die Augenambulanz eines Krankenhauses bringen, um die Ursache abzuklären. Die Diagnose war eine Netzhautablösung.

Der Glaskörper hebt sich ab

Die Netzhaut (Retina) ist eines der wichtigsten Organe im Auge. Wie der Film in einer Kamera verarbeitet sie das Gesehene und leitet Eindrücke über den Sehnerv an das Gehirn weiter. Sie ist nur maximal 0,5 Millimeter dünn und besteht aus mehreren Schichten. Bei einer Netzhautablösung (lat. Ablatio retinae) lösen sich die inneren, sensorischen Anteile der Netzhaut von ihrer Versorgungsschicht, der Aderhaut, durch die die Netzhaut Sauerstoff und Nährstoffe erhält. Der Auslöser dafür ist meist eine sogenannte hintere Glaskörperabhebung, die durch Traktion an der Netzhaut einen Riss verursacht. Durch den entstandenen Riss kann wiederum Flüssigkeit aus dem Glaskörper unter die Netzhaut rinnen und eine Abhebung auslösen. Infolgedessen wölbt sich die Netzhaut in den Augapfel hinein. Die Ablösung beginnt meist nach einem Netzhautriss in einem peripheren Teil der Netzhaut, kann aber rasch das Sehzentrum erfassen, wenn sie nicht entdeckt wird.

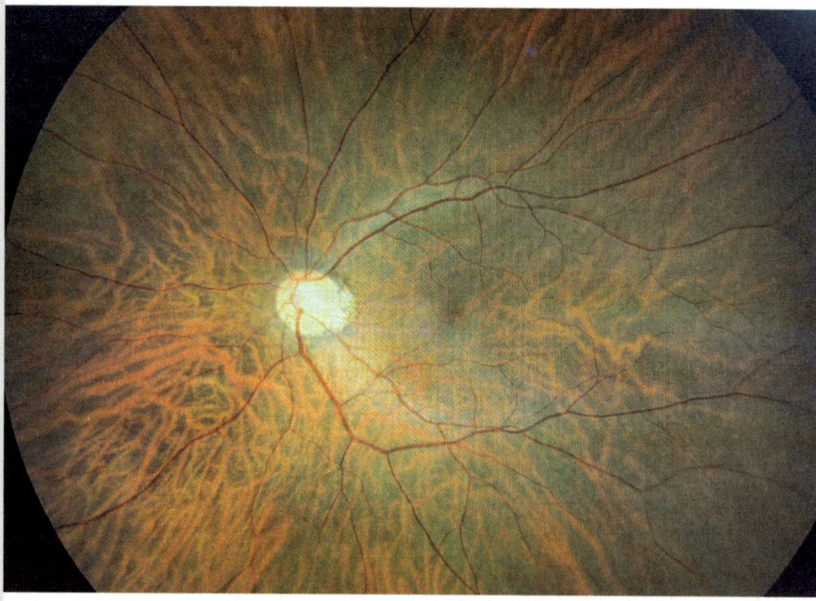

Monet_3k/Shutterstock.com

Eine unbehandelte Netzhautablösung kann zur Erblindung führen

Folgen einer Netzhautablösung

Unbehandelt führt eine Netzhautablösung zu weiteren Ablösungen. Normalerweise geht das periphere Sehvermögen zuerst verloren. Der Sehverlust breitet sich dann weiter aus. Sobald sich der Makulabereich der Netzhaut ablöst, verschlechtert sich das Sehvermögen drastisch. Zuweilen muss zusätzlich zur Untersuchung durch den Augenarzt eine Ultraschalluntersuchung durchgeführt werden.

Behandlung der Netzhautablösung

In den meisten Fällen kann eine Netzhautablösung mit einem Eingriff korrigiert werden. Dieser erfolgt entweder mit einem Laser oder durch Einfrieren (Kryotherapie). Größere Ablösungen können Chirurgen entweder durch das Anbringen eines Silikonbandes um das Auge (sklerale Plombe genannt) oder durch die Entfernung des Glaskörpers hinter der Linse und vor der Netzhaut (eine Vitrektomie) korrigieren. Oft wird eine Gasblase benutzt, um die Netzhaut während der Operation an Ort und Stelle zu halten und abzuflachen.

Die Operation der Netzhautablösung erfolgt im Krankenhaus und dauert je nach Schwere rund ein bis zwei Stunden.

Versorgung nach dem Eingriff

Nach der Operation muss der Betroffene meist noch wenige Tage zur Beobachtung im Krankenhaus bleiben. In der ersten Woche daheim soll er sich schonen; darf weder schwere Gegenstände heben noch Texte lesen. Auch soll er ruckartige Bewegungen vermeiden, damit sich die Netzhaut nicht wieder löst und kein erneuter Eingriff notwendig ist. Augenärzte empfehlen außerdem viel Ruhe sowie eine entsprechende Lagerung, z.B. das Schlafen in Bauchlage. Bei regelmäßigen Nachuntersuchungen in einer Augenambulanz wird die Lage der Netzhaut überprüft. Leider kann es bei über 20 Prozent der Betroffenen zu einer neuerlichen Netzhautablösung im selben Auge kommen. Es kann Monate dauern, bis sich die in der Netzhaut befindlichen Sinneszellen wieder erholen. Ob man danach wieder normal sehen kann, hängt vorrangig davon ab, welcher Bereiche der Netzhaut von der Ablösung betroffen waren. Eine Funktionseinschränkung kann von geringfügigem bis zu vollkommenem Verlust der Sehkraft reichen, was aber selten der Fall ist.

Das Risiko einer Netzhautablösung kann durch regelmäßige Kontrollen reduziert werden

Vorbeugung gegen Abhebung

Erhöhtes Risiko besteht bei Kurzsichtigkeit (Myopie) bei Operationen am Auge wie beim grauen Star, Entzündungen des Auges und unfallbedingten Verletzungen. Regelmäßige Kontrollen beim Augenarzt sind notwendig: Stark kurzsichtige (ab –6 Dioptrien) Personen ab 30 Jahren sollten ihre Augen einmal pro Jahr untersuchen lassen, um einer Netzhautabhebung oder ablösung vorzubeugen. Der Augenarzt kann Auffälligkeiten am Glaskörper feststellen. Im Alter sinkt die Wahrscheinlichkeit einer Abhebung, weil sich der Glaskörper von der Netzhaut ablöst, ohne dass Probleme daraus entstehen.

Die Hornhautablösung

Starke Schmerzen sind ein Anzeichen einer Hornhautablösung

Bei einer Hornhautablösung lösen sich eine oder mehrere Schichten von der Hornhaut ab. Die Ursache liegt häufig in einem Riss der Hornhaut – hervorgerufen durch einen Fremdkörper oder einem Unfall. Eine Hornhautablösung kann starke Schmerzen verursachen und auch zur Erblindung führen. Je nach der Schwere der Schädigung kann eine Behandlung mit Medikamenten ausreichen oder eine Transplantation von Hornhaut (Keratoplastik) nötig sein.

Probleme mit dem Augenarzt

Ärzte müssen das tun, was medizinisch sinnvoll und notwendig ist. Auch müssen sie nach dem neuesten Stand der Medizin behandeln und alles tun, um Ihre Gesundheit wieder herzustellen und zu erhalten. Eine Garantie dafür, dass die Behandlung erfolgreich verläuft, kann Ihnen aber niemand geben. Der Körper lässt sich nicht zur Heilung zwingen. Auch korrekt durchgeführte Behandlungen können scheitern, und Sie müssen sie trotzdem bezahlen. Ein Arzt ist verpflichtet, sorgfältig und nach den aktuellen Regeln der Wissenschaft und ärztlichen Kunst zu arbeiten, er schuldet allerdings keinen Erfolg.

Für einen Laien ist es schwierig, einem Arzt einen Behandlungsfehler nachzuweisen. Außerdem kann der Misserfolg viele Ursachen haben. Sie als Patient wissen fachlich weniger als der Augenarzt. Damit sind Sie deutlich im Nachteil. Wenn Sie einen Behandlungsfehler vermuten, dann müssen Sie das dem Gericht beweisen oder glaubhaft machen. Ein Prozess ist für Sie als Patient eine riskante Sache.

Zuerst das Gespräch suchen

Wenn Sie mit dem Ergebnis der Augenoperation nicht zufrieden sind oder sich nach einiger Zeit unerwartete gravierende Probleme einstellen, ist ein Gespräch mit dem behandelnden Arzt sinnvoll. Führt das nicht zur Einigung oder wollen Sie ihn belangen, sollten Sie Folgendes tun:

- Fertigen Sie ein Gedächtnisprotokoll an, aus dem der gesamte Ablauf der Behandlung hervorgeht: Wer hat wann was und warum gemacht. Wichtig ist dabei auch, ob Sie vor der Behandlung informiert wurden und ob die Inkenntnissetzung verständlich war.
- Der Zustand Ihrer Augen und Ihre Sehfähigkeit müssen von einem Facharzt dokumentiert werden.
- Lassen Sie sich vom Operateur sämtliche Unterlagen kopieren: den Befund vor der Operation, Aufzeichnung zur Diagnose und Operationsbericht.

Suchen Sie zuerst das Gespräch mit dem Arzt

Schlichtungsstelle, Gesundheitskasse und Gericht

Sollte Ihr direkter Einigungsversuch mit dem Arzt scheitern, gibt es in Österreich folgende Institutionen, an die Sie sich wenden können:

- die Schlichtungsstellen der Ärztekammern
- die Patientenanwaltschaften (oft enge Zusammenarbeit mit den Schlichtungsstellen)
- den medizinischen Dienst der Gesundheitskassen (für Kassenleistungen)
- Gerichte

Weg zur Klärung

Die Schlichtungsstelle wählt den Gutachter aus

Der Weg über eine ärztliche Schlichtungsstelle geht schnell und kostet nichts. Die Schlichtungsstelle wählt den Gutachter aus – und der Patient erhält die Möglichkeit, seinen Standpunkt vorzutragen. Der juristische Weg ist ungleich teurer, dauert länger und ist komplizierter. Entscheiden Sie sich für eine Schlichtung, steht Ihnen die Möglichkeit einer späteren zivilrechtlichen Klage immer noch offen. Die Gutachterkommissionen der ärztlichen Schlichtungsstellen erreichen Sie über die Ärztekammer des Bundeslandes.

Sofern Sie über eine private Rechtsschutzversicherung verfügen, können Sie sich sofort an einen Rechtsanwalt wenden, der dann Ihre Ansprüche vor Gericht geltend macht. Dies hat den Vorteil, dass Sie dann schneller zu einer Entscheidung eines Gerichtes kommen, die für beide Seiten verbindlich ist.

Schmerzengeldsätze (Tagsätze) in Österreich

- leichte Schmerzen: 100–130 €
- mittlere Schmerzen: 125–250 €
- starke Schmerzen: 300–400 €

Die Höhe des Schmerzengeldes variiert von Gericht zu Gericht.
[Quelle: Hartl F (2021) Anwaltsblatt 2021: 179]

Erblindung

Sofern ein Patient durch eine Fehlbehandlung eines Arztes oder Krankenhauses völlig erblindet, steht ihm in Österreich ein Schmerzengeld von zirka 100.000 Euro zu.

Ein entsprechender Fall ereignete sich in einem Krankenhaus in Wien. Dort wurde ein Patient wegen einer Uveitis posterior (Entzündung der mittleren Augenhaut) medizinisch behandelt. Von den behandelnden Ärzten wurde allerdings nicht das Ergebnis der Voruntersuchung des

Patienten abgewartet. Da der Patient an einer Vorerkrankung litt, führte das ihm verordnete Medikament dazu, dass er auf einem Auge erblindete. Da er bereits durch einen Unfall in der Kindheit auf dem anderen Auge blind war, lag eine völlige Erblindung des Patienten durch diese Fehlbehandlung vor.

Das Krankenhaus bezahlte dann aufgrund der Intervention des Rechtsanwaltes des Patienten ein Schmerzengeld von 100.000 Euro und leistete eine Akontozahlung in Höhe von 20.000 Euro für Heilbehelfe und Pflege- und Haushaltshilfe.

Freie Beweiswürdigung

Bei Prozessen kommt es auf das Ergebnis der Gutachter an

Das Gericht kann im Prozess Privatgutachten, Gerichtsgutachten, Aussagen und Dokumente nach eigenem Ermessen würdigen. Es kommt auf die Schlüssigkeit an. In der Regel folgt das Gericht allerdings dem Gutachten des von ihm beauftragten medizinischen Sachverständigen.

Wenn Sie beim Augenarzt unterschrieben haben, dass Sie aufgeklärt wurden, diese Aufklärung aber unzureichend war, dann kann das Gericht dennoch zu dem Schluss kommen, dass die Aufklärung nicht ausreichend war. Das hat dann zur Folge, dass der Arzt auch dann haftet, wenn die Behandlung an sich lege artis, also entsprechend der ärztlichen Kunst vorgenommen wurde und kein Behandlungsfehler vorliegt, sich jedoch das Operationsrisiko verwirklicht hat. Das bedeutet, verwirklicht sich genau das Risiko, über das der Arzt hätte aufklären müssen, so haftet der Arzt auch für dieses schicksalhaft eingetretene Ereignis, obwohl er keinen Behandlungsfehler begangen hat.

Prozesse zwischen Augenarzt und Patient sind in erster Linie Gutachterprozesse. Das Gericht wählt den Gutachter nach freiem Ermessen aus und urteilt meist auf Basis des Gutachtens. Das Gutachten hat in diesen Prozessen daher einen sehr hohen Stellenwert, da darin beurteilt wird, ob die Behandlung lege artis erfolgte oder nicht. Wichtig: Der Gutachter erhebt ausschließlich die medizinischen Fakten, die Interpretation sollte dann Sache des Gerichts sein.

Ohne Emotionen

Rachegefühle, Zorn und Schmerz sind schlechte Ratgeber. Wenn Sie vor Gericht gehen, sollten Sie sachlich bleiben und sich gut vorbereiten:

- Gedächtnisprotokoll schreiben
- Dokumente sammeln
- Zeugen finden

Erstellung eines Privatgutachtens

Privatgutachten gehen ins Geld

Manche Patienten lassen sich von einem gerichtlich beeideten Sachverständigen ein Privatgutachten erstellen. Ein Privatgutachten kann durchaus 2.000 bis 3.000 Euro oder mehr kosten; die Kosten sind, je nach Aufwand, nach oben offen. Es kann dem Patienten helfen, die Prozesschancen abzuwägen. Insofern ist es sinnvoll. Oft ist es aber unnötig. Richter sind verpflichtet, Gerichtsgutachter zu bestellen, sie können das Privatgutachten im Gerichtsverfahren nicht verwenden. Nur wenn beide Streitteile damit einverstanden sind, dass das Privatgutachten im Prozess verwendet wird, wäre dies möglich.

Fahrlässigkeit und Ärzteprivileg

§ 88 Strafgesetzbuch legt fest:

(1) Wer fahrlässig einen anderen am Körper verletzt oder an der Gesundheit schädigt, ist mit Freiheitsstrafe bis zu drei Monaten oder mit Geldstrafe bis zu 180 Tagsätzen zu bestrafen.
(2) Handelt der Täter nicht grob fahrlässig […] und ist […] der Täter ein Angehöriger eines gesetzlich geregelten Gesundheitsberufes und die Körperverletzung in Ausübung seines Berufes zugefügt worden, so ist der Täter nach Abs. 1 nicht zu bestrafen. (Ärzteprivileg)

Service

Berufsbilder

Adressen/Links/Fachliche Beratung

Stichwortverzeichnis

Der Augenarzt, die Augenärztin

Der Facharzt, die Fachärztin für Augenheilkunde und Optometrie – so lautet die offizielle Berufsbezeichnung für den Augenarzt, die Augenärztin. Ihre gesetzlich verankerte Aufgabe ist die Prävention, Diagnose und Therapie sämtlicher Erkrankungen sowie Verletzungen des Auges. Zu ihrem Tätigkeitsfeld gehört auch die Beurteilung der Tauglichkeit für Beruf und Verkehr und das Erstellen von medizinischen Gutachten. Die augenärztlichen Tätigkeiten umfassen u.a. auch Mutter-Kind-Pass-Untersuchungen, Kontaktlinsenversorgung, Führerscheinuntersuchungen oder Arbeitsplatzberatung. Besonders die vier „ophthalmologischen Volkskrankheiten", Katarakt (grauer Star), altersbedingte Makuladegeneration (AMD), Glaukom (grüner Star) sowie die diabetische Retinopathie, erfordern eine medizinische Langzeitbetreuung durch den Augenarzt, die Augenärztin. Er, sie diagnostiziert aber nicht nur primäre Krankheiten des Sehorgans, sondern kann auch Erkrankungen im Körper erkennen wie:

- gutartige und bösartige Tumore wie Gehirntumore, Melanome oder Karzinome
- Stoffwechselerkrankungen wie Diabetes
- Gefäßerkrankungen wie Hypertonie, Schlaganfall oder Arteriosklerose
- Autoimmunerkrankungen wie Störungen des Immunsystems oder Multiple Sklerose
- Nierenkrankheiten
- Skelett- und Bindegewebserkrankungen
- endokrine Erkrankungen
- Infektionen wie Borreliose

Die Optometrie ist integraler Bestandteil jeder augenärztlichen Tätigkeit, nur damit ist eine qualifizierte Untersuchung der Augenfunktion möglich. Die Optometrie umfasst alle Gebiete der sogenannten ophthalmologischen Optik wie das Messen der Brechkraft und die Untersuchung aller Funktionen des Sehvermögens. Auch bestimmt der Augenarzt, die Augenärztin die Akkommodationskraft bei beginnender Alterssichtigkeit, Schieldiagnostik und -therapie.

Studium und Ausbildung. In Österreich müssen Fachärztinnen und ärzte für Augenheilkunde und Optometrie nach dem Medizinstudium an einer einschlägigen Universität eine sechsjährige Facharztausbildung absolvieren inklusive einer 9-monatigen klinischen Ausbildung in Innerer Medizin, Chirurgie etc., die entweder an einer Augenklinik, einer Fachabteilung oder teilweise in einer Lehrpraxis erfolgen kann.

Der Orthoptist, die Orthoptistin

Orthoptistinnen und Orthoptisten sind Experten auf dem Gebiet der Erkennung und Behandlung von funktionellen Erkrankungen der Augen und ihrer Folgen. Der gesetzlich anerkannte medizinische Beruf gehört zur Gruppe der gehobenen medizinisch-technischen Dienste. Die Orthoptik ist ein Spezialgebiet in der Augenheilkunde und befasst sich mit der Zusammenarbeit der Augen. Orthoptisten betreuen Menschen etwa mit Schielen, Sehstörungen, Schwachsichtigkeit, Augenbewegungsstörungen, Augenzittern und Sehbehinderung; diagnostizieren und behandeln visuelle Probleme nach Hirnstörungen. Auch führen sie Mutter-Kind-Pass-Untersuchungen durch. Ein weiterer Schwerpunkt ihrer Tätigkeit ist die Mitarbeit im Eye-Care-Team in der tagesklinischen Betreuung von Patienten mit grauem Star oder sonstigen Augenerkrankungen. Orthoptistinnen, Orthoptisten arbeiten interdisziplinär nicht nur eng mit Augenärztinnen, Augenärzten und Optikerinnen, Optikern zusammen, sondern auch mit Logopädinnen, Logopäden, Physiotherapeutinnen, therapeuten oder

Ergotherapeutinnen, therapeuten. Orthoptistinnen, Orthoptisten arbeiten etwa in Augenkliniken, an öffentlichen und privaten Krankenanstalten und Ambulatorien, in Facharztpraxen von Augenärzten, in Rehabilitationskliniken, in Tageskliniken sowie in freiberuflichen Praxen.

Studium und Ausbildung. Der Studiengang Orthoptik wird in Österreich an zwei Ausbildungsstätten angeboten: FH Campus Wien und FH Salzburg. Es handelt sich jeweils um ein Vollzeitstudium in sechs Semestern. Nach dem Abschluss als Bachelor of Science in Health Studies (BSc) sind Sie berechtigt, im Rahmen des gesetzlichen Berufsbildes, selbstständig Untersuchungen durchzuführen und therapeutische Maßnahmen zu setzen.

Der Augen- und Kontaktlinsenoptiker

Augenoptikerinnen und Augenoptiker arbeiten in Optikfachgeschäften und in Augenarztordinationen. Sie beraten und informieren ihre Kundinnen und Kunden, bestellen oder fertigen Sehbehelfe wie z.B. Brillen, Brillengläser oder Kontaktlinsen nach Verordnung eines Augenarztes, einer Augenärztin oder nach eigenen Messungen an. Neben den herkömmlichen Produkten verkaufen, warten und reparieren sie auch Lupen, Mikroskope, Ferngläser und meteorologische Geräte.
Mithilfe von verschiedenen Instrumenten und Messgeräten ermitteln Augenoptikerinnen, optiker die Dioptrienstärke für Sehbehelfe wie z.B. Fern-, Lese- oder Computerbrillen. Sie schleifen zudem Brillengläser, fügen sie in die Fassungen ein und passen die fertige Brille individuell dem Gesicht und der Kopfform des Kunden an. Zudem sorgen sie für den richtigen Sitz der Brille. Optische und augenoptische Produkte werden von ihnen gewartet oder repariert. Zur Anpassung von Kontaktlinsen sind speziell ausgebildete Kontaktlinsenoptikerinnen, optiker befugt.
Augenoptikerinnen, optiker beraten ihre Kunden über Neuentwicklungen, Glas- und Kunststoffgläser, Härte und Entspiegelung und Lesehilfen. Weiters verkaufen sie Neben- und Zusatzprodukte, wie etwa Brillenputzmittel, Linsenaufbewahrungs- und reinigungsflüssigkeiten, Etuis, aber vor allem auch Sonnenbrillen und weitere optische Geräte, wie z.B. Mikroskope.

Ausbildung – Lehre, Meister, Bachelor. Die Ausbildung erfolgt im Rahmen einer Lehre und dauert dreieinhalb Jahre. Während der Lehrling im Lehrbetrieb viel Praxis sammelt, bekommt er in der Berufsschule das theoretische Hintergrundwissen vermittelt. Die der Lehrabschlussprüfung übergeordnete Qualifikationsstufe ist die Augenoptik-Meisterprüfung, welche die Grundlage für eine selbstständige Berufsausübung darstellt. Mit der absolvierten Kontaktlinsen-Befähigungsprüfung ist man darüber hinaus berechtigt, Kontaktlinsen anzupassen. Seit dem Jahr 2021 wird an der FH Gesundheit in Innsbruck der Studiengang Augenoptik angeboten, der eine praxisorientierte und wissenschaftlich fundierte Ausbildung von Augenoptikerinnen und Augenoptikern auf Hochschulniveau ermöglicht und als Bachelor of Science in Engineering abgeschlossen wird. In Zukunft ist auch ein Master-Programm in Optometrie geplant.

Burgenland

Patienten- und Behindertenanwaltschaft Burgenland
Technologiezentrum Eisenstadt, Bauteil 5 – Erdgeschoß
Marktstraße 3, 7000 Eisenstadt
Tel. 057 600 2153
E-Mail: post.patientenanwalt@bgld.gv.at
www.burgenland.at/service/landes-ombudsstelle/gesundheits-patientinnen-patienten-und-behindertenanwaltschaft-burgenland

Kärnten

Patientenanwaltschaft Kärnten
Völkermarkter Ring 31, 9020 Klagenfurt
Tel. 050 536 57102
E-Mail: patientenanwalt@ktn.gv.at
www.patientenanwalt-kaernten.at

Niederösterreich

Niederösterreichische Patienten- und Pflegeanwaltschaft
Tor zum Landhaus, Glaswürfel
Rennbahnstraße 29, 3109 St. Pölten
Tel. 02742 9005 15575
E-Mail: post.ppa@noel.gv.at
www.patientenanwalt.com

Oberösterreich

Oberösterreichische Patienten- und Pflegevertretung
Bahnhofplatz 1, 4021 Linz
Tel. 0732 7720 14215
E-Mail: ppv.post@ooe.gv.at
www.land-oberoesterreich.gv.at/33462.htm

Salzburg

Salzburger Patientenvertretung
Michael-Pacher-Straße 36, 5020 Salzburg
Tel. 0662 8042 2030
E-Mail: patientenvertretung@salzburg.gv.at
www.salzburg.gv.at/patientenvertretung

Steiermark

PatientInnen- und Pflegeombudsschaft des Landes Steiermark
Haus der Gesundheit
Friedrichgasse 9, 8010 Graz
Tel. 0316 877 3350
E-Mail: ppo@stmk.gv.at
www.patientenvertretung.steiermark.at

Tirol

Tiroler Patientenvertretung
Meraner Straße 5, 6020 Innsbruck
Tel. 0512 508 7702
E-Mail: patientenvertretung@tirol.gv.at
www.tirol.gv.at/patientenvertretung

Vorarlberg

Patientenanwaltschaft für das Land Vorarlberg
Marktplatz 8, 6800 Feldkirch
Tel. 05522 81553
E-Mail: anwalt@patientenanwalt-vbg.at
www.patientenanwalt-vbg.at

Wien

Wiener Pflege-, Patientinnen- und Patientenanwaltschaft
Ramperstorffergasse 67, 1050 Wien
Tel. 01 5871204
E-Mail: post@wpa.wien.gv.at
www.patientenanwalt.wien.at

Patientenombudsmann der Ärztekammer für Wien

Tel. 01 515 01 1270
E-Mail: sekretariat@patientenombudsmann-wien.at
www.patientenombudsmann-wien.at

Bundesarbeiterkammer/Kammer für Arbeiter und Angestellte für Wien

Tel. 01 501 65-0
E-Mail: akmailbox@akwien.at
www.arbeiterkammer.at

Schlichtungsstellen der Österreichischen Ärztekammer

Tel. 01 514 06-0
www.aerztekammer.at/patientenschlichtungsstelle

Krankenhäuser, Augenambulanzen

Wien

Universitätsklinik für Augenheilkunde und Optometrie
Währinger Gürtel 18-20, 1090 Wien
Tel. 01 40400 7930
www.meduniwien.ac.at

Niederösterreich

Universitätsklinikum St. Pölten
Klin. Abt. für Augenheilkunde und Orbitachirurgie
Dunant-Platz 1, 3100 Sankt Pölten
Tel. 02742 9004 - 10751 | 10755
www.stpoelten.lknoe.at

Steiermark

Universitäts-Augenklinik Graz
Auenbruggerplatz 4, 8036 Graz
Tel. 0316 385 13817
www.augen.uniklinikumgraz.at

Kärnten

Klinikum Klagenfurt am Wörthersee
Abt. für Augenheilkunde und Optometrie
Feschnigstraße 11, 9020 Klagenfurt am Wörthersee
Tel. 0463 538 0
www.klinikum-klagenfurt.at

Oberösterreich

Kepler Universitätsklinikum – Augenheilkunde und Optometrie
Med Campus II
Krankenhausstraße 7a, 4020 Linz
Tel. 057 680 83 1048
www.kepleruniklinikum.at

Salzburg

Universitätsklinik für Augenheilkunde und Optometrie
Müllner Hauptstraße 48, 5020 Salzburg
Tel. 057 255 24201
www.salk.at

Tirol

Universitätsklinik für Augenheilkunde und Optometrie
Anichstraße 35, 6020 Innsbruck
Tel. 0512 504 - 23720
www.augenklinik.tirol-kliniken.at

Vorarlberg

Landeskrankenhaus Feldkirch – Abt. Augenheilkunde
Carinagasse 47, 6807 Feldkirch
Tel. 05522 303
www.landeskrankenhaus.at

Spezialambulanzen für trockene Augen (Auswahl)

Graz

Spezialbereich für Benetzungsstörungen der Univ.-Augenklinik
Medizinische Universität Graz
www.uniklinikumgraz.at/augen

Wien

Ambulanz für das trockene Auge – ÖGK
www.gesundheitskasse.at/> Gesundheitszentrum
Mariahilf/Gesundheitszentrum Landstraße

Wien

Sicca-Ambulanz der Augenklinik Hietzing
www.klinik-hietzing.gesundheitsverbund.at/leistung/allgemeine-augenambulanz/

Zell am See

Sicca-Ambulanz, Tauernklinikum
Abt. für Augenheilkunde und Optometrie
www.tauernklinikum.at

Vereinigungen, Organisationen

Österreichische Ophthalmologische Gesellschaft (ÖOG)
Vereinigung Österreichischer AugenärztInnen
Schlösselgasse 9/2, 1080 Wien
Tel. 01 402 85 40
E-Mail: oeog@augen.at
www.augen.at

Verband der Orthoptistinnen und Orthoptisten Österreichs
Leyserstraße 15/19, 1140 Wien
Tel. 01 317 39 29 109
E-Mail: praesidentin@orthoptik.at
www.orthoptik.at

Vereinigung kontaktlinsenanpassender Augenärzte
Grenzgasse 11/5, 3100 Sankt Pölten
Tel. 02742 355205 4
E-Mail: linsen-info@augenkontakt.at
www.augenkontakt.at

Augenoptiker Österreichs, Bundesinnung in der Wirtschaftskammer Österreich
Wiedner Hauptstraße 63, 1050 Wien
Tel. 05 90 900 3293
E-Mail: gesundheitsberufe@wko.at
https://www.wko.at/branchen/gewerbe-handwerk/gesundheitsberufe/augenoptiker/start.html

Hilfsverbände

Blinden- und Sehbehindertenverband Österreich (BSVÖ)
Hietzinger Kai 85/DG, 1130 Wien
Tel. 01 982 75 84 201
E-Mail: office@blindenverband.at
www.blindenverband.at

Blinden- und Sehbehindertenverband Wien, Niederösterreich und Burgenland
Hägelingasse 4–6, 1140 Wien
Tel. 01 981 89 0
E-Mail: info@blindenverband-wnb.at
www.blindenverband-wnb.at

Hilfsgemeinschaft der Blinden und Sehschwachen Österreichs
Jägerstraße 36, 1200 Wien
Tel. 01 330 35 45 0
E-Mail: info@hilfsgemeinschaft.at
www.hilfsgemeinschaft.at

Links

Die genannten Websites sind nur eine Auswahl aus dem großen Online-Angebot. Beachten Sie bitte, dass sich die Inhalte dieser Websites und die Internetadressen selbst sehr rasch ändern können.

www.augen.at
verständlich aufbereitete Seite nach Schlagwörtern

www.augen.co.at
News für die Gesundheitsberufe rund ums Sehen

www.augenwissen.de
Info-Portal des Geräteherstellers Heidelberg Engineering

www.gesundheit.gv.at/krankheiten/augen/inhalt
Gesundheit Österreich

www.navigator-medizin.de
medizinisches Fachportal für KonsumentInnen

www.netdoktor.at/krankheiten/augenkrankheiten
Info-Portal mit vielen Querverweisen

www.meine-gesundheit.de/krankheit/krankheitsgebiete/augenkrankheiten
Info-Portal

www.sehen.de
alles über Augen, Brillen und Kontaktlinsen

Verlage, Medien, Portale

www.kaden-verlag.at
Der Augenarzt, Zeitschrift des Berufsverbandes der Augenärzte Deutschlands

www.der-augenoptiker.de
Fachzeitschrift für Augenoptiker und Industrie

www.augenspiegel.com
Zeitschrift für Klinik und Praxis

www.kon-online.de
Die Kontaktlinse, kontaktologische Fachzeitschrift

www.dog.org
Die Ophthalmologie, Zeitschrift der deutschen Ophthalmologischen Gesellschaft

www.sog-sso.ch
Ophta, Schweizerische Fachzeitschrift für augenärztliche Medizin und Technologie

www.optikum.at
Online-Fachmagazin für Augenoptik und Optometrie

www.springermedizin.de
Fachportal für Ärztinnen und Ärzte

Inhaltliche Quellen

www.arbeiterkammer.at
Arbeiterkammer Österreich

www.bmbwf.gv.at
Bundesministerium für Bildung, Wissenschaft und Forschung

www.kontaktlinseninfo.de
SPECTARIS – Deutscher Industrieverband für optische, medizinische und mechatronische Technologien e.V.

www.sehen.de
Kuratorium Gutes Sehen e.V., Deutschland

www.statistik.at
Statistik Austria

Fachliche Beratung 2. Auflage

Dr. Helga Azem, Fachärztin für Augenheilkunde und Optometrie, Wien

Dr. Erdum Ergun, Facharzt für Augenheilkunde und Optometrie, Netzhauterkrankungen, Wien

Mag. Sascha Faltz, Rechtsanwalt für Medizinrecht und Schadenersatz, Wien

Mag. Dr. Markus Gschweidl, MSc, Augenoptikermeister und Kontaktlinsenoptiker, Klosterneuburg

Dr. Danja Horak-Neuberger, Fachärztin für Augenheilkunde und Optometrie, Kinderaugenärztin, Perchtoldsdorf

Dr. Albino Parisi, Facharzt für Augenheilkunde und Optometrie, Imst

Dr. Stefan Pieh, Oberarzt für Augenheilkunde und Optometrie, Universitätsklinik für Augenheilkunde, Wien

Sascha Schiel, Orthoptist, Wien

Dr. Gebtraud Schild-Burggasser, Fachärztin für Augenheilkunde und Optometrie, Wien

Dr. Gabriela Seher, Fachärztin für Augenheilkunde und Optometrie, Wien

Dr. Clemens Vass, Leiter des Glaukomteams der Universitätsklinik Wien

Ulrike Weissenböck, Orthoptistin, Wien

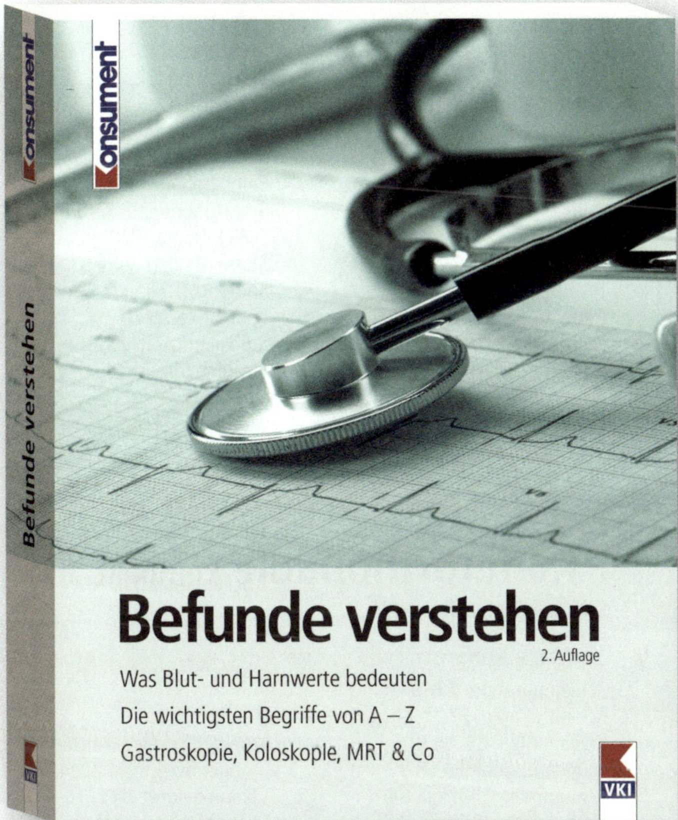

So mancher Befund verunsichert – unabhängig vom tatsächlichen Ergebnis. Fachbegriffe, Werte, medizinische Formulierungen sind für Laien meist ein „spanisches Dorf". Was wird mit welchen Methoden überhaupt festgestellt? Was kann es bedeuten, wenn die eigenen Messwerte von der Norm abweichen? Wie zuverlässig sind Untersuchungsergebnisse alleine überhaupt? Das Wissen um die grundlegenden Zusammenhänge ersetzt keine Befundinterpretation durch den Arzt, aber ermöglicht, dem Aufklärungsgespräch besser zu folgen und die richtigen Fragen zu stellen.

Flexcover, 184 Seiten, 19,90
ISBN 978-3-99013-065-0
www.konsument.at/befunde

Weitere KONSUMENT-Bücher
im Buchhandel oder im Online-Shop auf www.konsument.at

Weitere KONSUMENT-Bücher
im Buchhandel oder im Online-Shop auf www.konsument.at

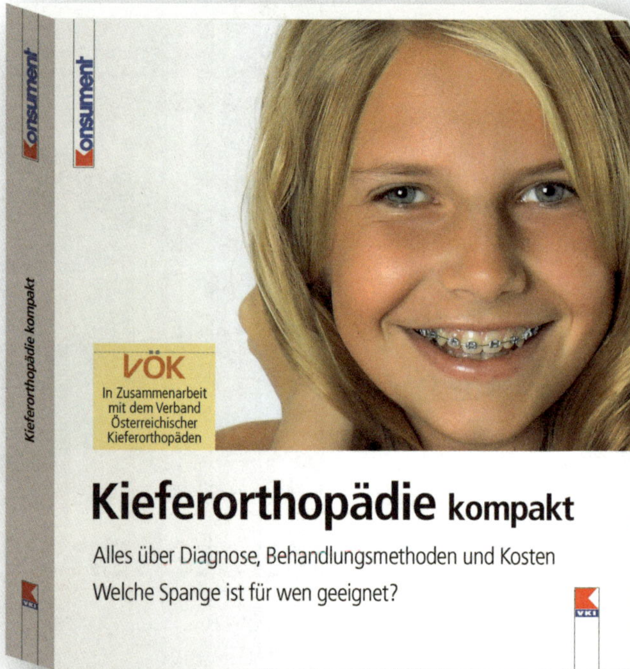

Abnehmbar oder festsitzend, sichtbar oder unsichtbar? Früher empfanden Kinder und Jugendliche Zahnspangen als Verunstaltung, heute sind sie fast eine Modeerscheinung. Auch die Eltern stehen unter Druck: Sollen sie dem Kind die Chance auf schöne Zähne verwehren? Ist die Behandlung überhaupt nötig? Wann ist der richtige Zeitpunkt dafür? Welche Fehlstellung sollte wie behandelt werden? Wie lange dauert die Behandlung? Sind Zahnspangen auch für Erwachsene sinnvoll? Was kosten Brackets und was bezahlt die Krankenkasse? Dieses Buch – eine Zusammenarbeit von KONSUMENT mit dem Verband Österreichischer Kieferorthopäden – zeigt häufige Fehlstellungen und nennt Therapien in verständlicher Sprache mit anschaulichen Illustrationen.

Flexcover, 96 Seiten, € 15
ISBN 978-3-99013-108-4
www.konsument.at/zahnregulierung

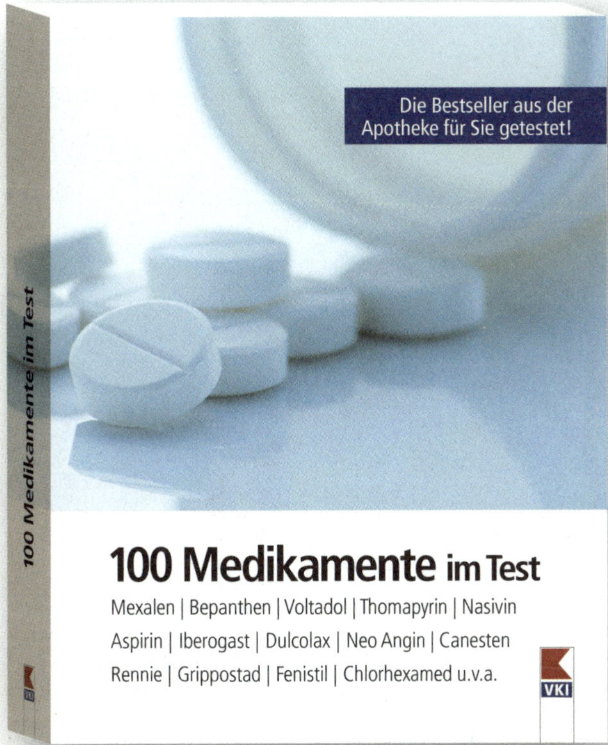

Dass ein Arzneimittel amtlich zugelassen ist, bedeutet noch nicht, dass es grundsätzlich sinnvoll ist. Über Risiken und Nebenwirkungen informiert Sie nicht nur Ihr Arzt oder Apotheker: In diesem neuen KONSUMENT-Buch erfahren Sie in kompakter Form, wie ein unabhängiges Expertenteam die in Österreich gängigsten Präparate bewertet. Wie verträglich ist das Mittel? Lindert es die Symptome, ist es nachhaltig von Nutzen? Ist es lange erprobt und wirkt es? Orientierung bieten vier Bewertungskriterien von „Geeignet" bis „Wenig geeignet". Dazu finden Sie die wichtigsten Hinweise zu Wechsel- und Nebenwirkungen und Vorsichtsmaßnahmen. Bei allen Präparaten gibt es noch spezielle Tipps und Warnungen für die Anwendung bei Schwangeren, Kindern und älteren Menschen. Das Buch leistet Erste Hilfe, wenn unabhängige Information über die populärsten Medikamente schnell gefragt ist.

Flexcover, 216 Seiten, 19,90
ISBN 978-3-99013-079-7
www.konsument.at/100medikamente

Weitere KONSUMENT-Bücher
im Buchhandel oder im Online-Shop auf www.konsument.at

Weitere KONSUMENT-Bücher
im Buchhandel oder im Online-Shop auf www.konsument.at

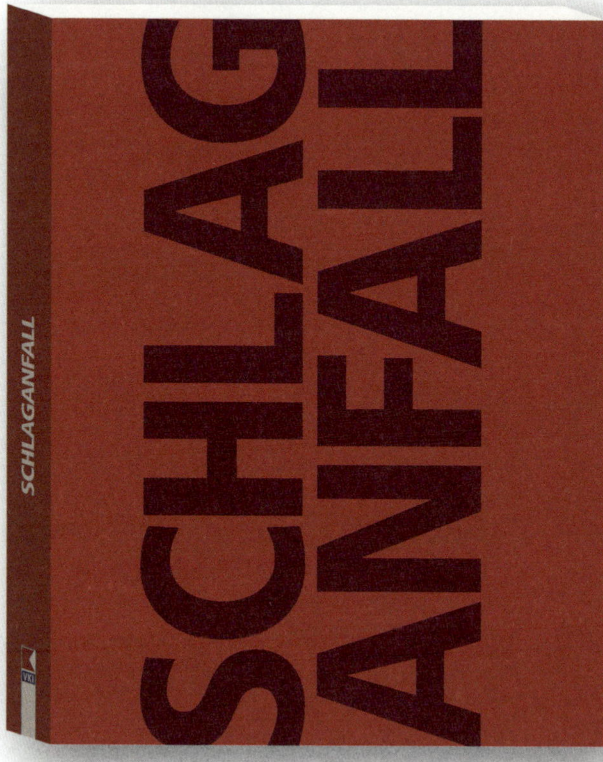

Der Schlaganfall gilt als zweithäufigste Todesursache und Hauptgrund für Behinderungen: Jeder vierte Österreicher ist betroffen, jeder sechste davon stirbt an den Folgen. Die rasche medizinische Versorgung und mitunter lebenslange Pflege sind eine Herausforderung – nicht nur für das Gesundheitssystem, sondern für jeden von uns. Vorbeugen ist möglich, mit einfachen, aber manchmal unbequemen Änderungen unseres Lebensstils. Das heißt im Alltag: nicht rauchen, wenig Alkohol trinken, täglich 30 Minuten in Bewegung kommen und ein gesundes Körpergewicht. Tritt dennoch ein Schlaganfall auf, so gilt: „Zeit ist Hirn" – je rascher Hilfe und medizinische Versorgung möglich ist, desto besser sind die Chancen, ohne Folgeschäden davon zu kommen. Wie Patienten von neuen Forschungen profitieren, wie Hilfe im Notfall aussieht, welche Behandlungen erfolgversprechend sind und wie das Leben trotz Schlaganfall lebenswert bleibt, lesen Sie in diesem Buch!

Flexcover, 192 Seiten, 19,90
ISBN 978-3-99013-095-7
www.konsument.at/schlaganfall